プライマリ・ケア医も 精神科医も

精神症状に使える！
漢方処方レシピ集

宮内 倫也

まえがき

　久しぶりに一から本を書くこととなりました。ありがたいことです。実を言うと個人的にはネタ切れ傾向にあったのですが、「漢方を使ってみたいけれども、どうしても専門用語が…」という声を耳にすることが度々ありました。入門書と言われるものを読んでみても、確かに初学者にはとっつきづらいと思われる内容であることが多いようにも思われたのです。そのため、「漢方の用語を使わずにうまく説明できたら、はじめの一歩には良いかもしれない」という気持ちがあったのは事実。そんな折に漢方薬関連の執筆依頼を頂き、今回の運びとなりました。よって、本書は「漢方って何なの？」という方々向けであり、精神症状を題材とした"入門中の入門"になります。同じく私の漢方本である『ジェネラリストのためのメンタル漢方入門』(日本医事新報社)よりもずいぶんと易しめになっている、とお考えください。

　本書の内容で少しお話ししておくことがあります。まずは日本漢方の考え方をしていない、という点。すなわち、処方決定の際に有名な"体格"や"体力"を考慮していません。そのため処方の仕方が変わっているように思われるかもしれませんが、このような方法もあるのだなとご理解いただければ幸いです。ただし、日本漢方にも配慮をして"体格"や"体力"も参考程度に記載することにしました。そしてもうひとつは、漢方製剤のタイプです。製薬会社による細かい生薬の違いは述べませんが、漢方製剤には1日3回タイプと1日2回タイプのものがあります。本書では採用の多さから1日3回タイプを前提として進めています。

　ここでひとつご注意を。本書には架空の患者さんに多く登場してもらっています。それぞれの患者さんの冒頭には"ケース"という言葉が付いていますが、これはあくまでも便宜上です。"ケース"という表現は好ましくなく、医療者の関与を見ていないことになります。私たちは人と人とのあいだに

生きる存在であり、患者さんの行動や感情を、独立したもの、患者さん固有のもの、患者さんに"責任"が帰されるもの、として扱ってはなりません。実際の臨床では、常に私たちの関与によって浮き上がる現象として考えてみるようにしましょう。

　今回の目玉は、見ていただくと分かるのですが、私にしては珍しくページ数も抑え気味で、お値段も安い！　これまでは脱線するのがデフォルトであり、広がりすぎて収集がつかなくなることも頻回だったのですが、本書は何とかそれを自制できたと思っています。内容もほとんど漢方の話で（それが当然なのですが…）、ユーザーフレンドリーを目指しました。専門用語を出来るだけ廃し、西洋医学"風"の言葉と日常用語を交えて説明しています。"無理をしない漢方診療"の踏み台として、ぜひ。読み終わった暁には、ステップアップのために様々な書籍に触れていただければなお良いかと思っています。

　最後に、医学の進歩へと多大な貢献をしてくれている実験動物の皆さん、出会った全ての患者さん、生活を支えてくれている家族に厚く御礼申し上げます。とりわけ、資格を何も持たない一介の勤務医に機会を与えてくださった金芳堂の西堀智子様には、消えない虹のような感謝を。風邪ばかりひいて弱っている私をムチ打つように（?）激励してくださった西堀様がいなくては、本書は決して形にならなかったでしょう。

かぜに乗り、途切れながらも、続く夢

2019年4月　宮内倫也

目　次

はじめに ………………………………………………………………………… 1

   1 きっかけは何だろう？（1）
   2 色々な視点が持てる！（3）
   3 かゆいところに手が届く？（4）
   4 漢方で無理をしないこと（4）

chapter 1　精神症状と漢方　　　　　　　　　7

1 誰に向いている？ ……………………………………………………… 8

2 重症？軽症？ ……………………………………………………………… 10

3 いざ処方？でもここには注意 ………………………………………… 11

4 入門に最適な症状は？ ………………………………………………… 12

chapter 2　漢方の基礎知識　～イメージで覚える～　　15

1 漢方はあやしい？ ……………………………………………………… 16

2 日本漢方と中医学 ……………………………………………………… 17

3 漢方での健康と病気とは？ …………………………………………… 18

4 漢方の理論から病気の種類や程度を見分ける ……………………… 21

   • 患者さんの"証"を見分ける（21）
   • 患者さんの"不足"と"停滞"を見分ける（24）
   • 患者さんの"寒"と"熱"を見分ける（28）

5 それぞれの所見を見てみよう ………………………………………… 30

   • 日本漢方の"虚証"と"実証"（30）
   • エネルギーの不足（30）
   • エネルギーの停滞（31）
   • 栄養素・内分泌面の不足（31）
   • 栄養素・内分泌面の停滞（31）
   • 体液面の不足（32）
   • 体液面の停滞（32）
   • 寒（33）
   • 熱（33）

6 病気の種類や程度を見分けた後の漢方処方のポイント …………… 36

7 注意すべき漢方薬の副作用について 39

　　黄芩、甘草、山梔子、麻黄、附子、桂皮、当帰、人参、地黄、芍薬、大黄

8 漢方薬を処方する時の疑問と解答 46

　　Q1. 処方量は1日3包毎食前？ （46）

　　Q2. 漢方薬同士の併用は？ （48）

　　Q3. 処方する時の声掛けは？ （49）

　　Q4. 効果判定はいつ？そして改善後の服用期間はどのくらい？ （52）

　　Q5. 風邪の時はそのまま飲み続けても良いの？ （53）

　　Q6. 漢方薬にCYP阻害作用はあるの？ （54）

　　Q7. 妊娠中や授乳中は服用しても大丈夫？ （55）

---

chapter 3 漢方処方レシピ集　　　　　　　　　　57

---

1 抑うつ 58

　• 数多くの鑑別・併存 （58）

　• 漢方的にどう考える? （58）

　• 活用できる方剤 （60）

　　▷ 抑うつで紹介する方剤と構成生薬 （60）

　　【有用な方剤】　▷ エネルギー不足を補うもの （61）
　　　　　　　　　　　六君子湯、補中益気湯、十全大補湯

　　　　　　　　　　▷ エネルギー停滞を攻めるもの （64）
　　　　　　　　　　　香蘇散、半夏厚朴湯、苓桂朮甘湯、四逆散、加味逍遙散、大柴胡湯

　　　　　　　　　　▷ 抑うつへの漢方治療まとめ （70）

　　【処方レシピ】　**Case1**　40代男性　自動車会社の社員 （72）

　　　　　　　　　　Case2　20代女性　運輸会社の事務 （74）

　　　　　　　　　　Case3　40代女性　病院事務 （76）

　　　　　　　　　　Case4　50代女性　専業主婦 （78）

　　　　　　　　　　Case5　20代男性　システムエンジニア （80）

2 不安 82

　• 鑑別が大変 （82）

　• 漢方的にどう考える? （82）

　• 活用できる方剤 （83）

　　▷ 不安で紹介する方剤と構成生薬 （84）

　　【有用な方剤】　▷ 心配して疲れるタイプ （86）
　　　　　　　　　　　加味帰脾湯

目　次

    ▷ 恐怖感の強いタイプ （87）
      柴胡加竜骨牡蛎湯、柴胡桂枝乾姜湯、桂枝加竜骨牡蛎湯

    ▷ 悲しみの中にいるタイプ （90）
      甘麦大棗湯

    ▷ 上乗せで効果アップ （91）
      六味丸、当帰芍薬散

    ▷ 不安への漢方治療まとめ （93）

【処方レシピ】　**Case1**　20代男性　新卒の会社員 （94）
            Case2　60代女性　専業主婦 （96）
            Case3　20代女性　大学生 （98）
            Case4　40代男性　会社員 （100）
            Case5　10代女性　中学生 （102）

3　不眠 ……………………………………………………………… 104

- 「眠れない」の一歩先に （104）
- 漢方的にどう考える？ （105）
- 活用できる方剤 （106）
    ▷ 不眠で紹介する方剤と構成生薬 （106）

【有用な方剤】　▷ 入眠困難のタイプ 　（108）
      補中益気湯、芍薬甘草湯、黄連解毒湯、
      抑肝散（または抑肝散加陳皮半夏）

    ▷ 中途覚醒の強いタイプ （111）
      酸棗仁湯、人参養栄湯

    ▷ 不眠への漢方治療まとめ （113）

【処方レシピ】　**Case1**　60代男性　清掃業 （114）
            Case2　40代男性　精密機器会社の社員 （116）
            Case3　20代女性　軽度精神遅滞、グループホーム入所中 （118）
            Case4　70代男性　肺気腫でHOT導入中 （120）
            Case5　30代女性　自動車部品工場の作業員 （122）

4　認知症のBPSD：興奮・焦燥 ……………………………………… 124

- ウラを考える （124）
- 漢方的にどう考える？ （125）
- 活用できる方剤 （126）
    ▷ 認知症のBPSD：興奮・焦燥で紹介する方剤と構成生薬 （127）

【有用な方剤】　▷ 最初の一手 （129）
      抑肝散（または抑肝散加陳皮半夏）、釣藤散、加味逍遙散

    ▷ 次の一手 （132）
      黄連解毒湯、柴胡加竜骨牡蛎湯、桃核承気湯

▷ 認知症のBPSD：興奮・焦燥への漢方治療まとめ （135）

【処方レシピ】　**Case1**　70代男性　施設入所中 （136）
　　　　　　　Case2　60代男性　配偶者と2人暮らし （138）
　　　　　　　Case3　70代女性　息子夫婦と同居中 （140）
　　　　　　　Case4　90代男性　施設入所中 （142）
　　　　　　　Case5　70代女性　娘夫婦と同居中 （144）

5　認知症のBPSD：アパシー ⋯⋯⋯⋯⋯⋯⋯⋯⋯⋯⋯⋯⋯⋯⋯⋯ 146

- 抑うつとの違い （146）
- 漢方的にどう考える？ （147）
- 活用できる方剤 （148）
  ▷ 認知症のBPSD：アパシーで紹介する方剤と構成生薬 （148）

【有用な方剤】　▷ エネルギーやうるおいの不足を補うもの （150）
　　　　　　　　補中益気湯、十全大補湯、人参養栄湯

　　　　　　　▷ エネルギーやうるおいの停滞を攻めるもの （151）
　　　　　　　　釣藤散、桃核承気湯、桂枝茯苓丸

　　　　　　　▷ 認知症のBPSD：アパシーへの漢方治療まとめ （153）

【処方レシピ】　**Case1**　70代男性　配偶者と同居 （154）
　　　　　　　Case2　70代男性　施設入所中 （156）
　　　　　　　Case3　80代男性　息子夫婦と同居中 （158）
　　　　　　　Case4　70代女性　息子と同居 （160）
　　　　　　　Case5　80代男性　配偶者と同居中 （162）

6　向精神薬の減量サポート ⋯⋯⋯⋯⋯⋯⋯⋯⋯⋯⋯⋯⋯⋯⋯⋯⋯ 164

- 離脱／中断症状は何でもあり （164）
- 減量中止はどう行なうのか （165）
- 漢方的にどう考える？ （167）
- 活用できる方剤 （167）
  ▷ 向精神薬の減量サポートで紹介する方剤と構成生薬 （168）

【有用な方剤】　▷ 感覚過敏が強い時 （170）
　　　　　　　　人参養栄湯、大柴胡湯+抑肝散

　　　　　　　▷ めまいや耳鳴りが強い時 （171）
　　　　　　　　四物湯+苓桂朮甘湯

　　　　　　　▷ めまいが強い時 （172）
　　　　　　　　四物湯+五苓散、四物湯+半夏白朮天麻湯

　　　　　　　▷ 向精神薬の減量サポートへの漢方治療まとめ （174）

目　次

　　　【処方レシピ】　**Case1**　40代女性　専業主婦 （176）
　　　　　　　　　　　Case2　30代女性　中学校の教師 （178）
　　　　　　　　　　　Case3　40代男性　運輸会社の運転手 （180）
　　　　　　　　　　　Case4　30代女性　病院の受付 （182）
　　　　　　　　　　　Case5　60代男性　スーパーの警備員 （184）

7　向精神薬との併用 ……………………………………………… 186

- 残存する場合は… （186）
- 漢方的にどう考える？ （187）
- 活用できる方剤 （187）
  - ▷ 向精神薬との併用で紹介する方剤と構成生薬 （188）

　　　【有用な方剤】　▷ 不調時（疲労感・おっくう感・不安・不眠・イライラ感） （190）

　　　【処方レシピ】　**Case1**　50代男性　運輸会社の運転手 （192）
　　　　　　　　　　　Case2　30代女性　子育て中の専業主婦 （194）
　　　　　　　　　　　Case3　30代男性　精密機器会社の事務 （196）
　　　　　　　　　　　Case4　20代女性　銀行の窓口業務 （198）
　　　　　　　　　　　Case5　30代男性　フリーター （200）

方剤とレスポンダー早見表 …………………………………………… 202

索引 ……………………………………………………………………… 204

著者略歴 ………………………………………………………………… 207

COLUMN

1. 製薬会社で少し違う ……………………………………………………… 6
2. 変わらないからこそ変われる …………………………………………… 20
3. withという気持ち ……………………………………………………… 35
4. エビデンスとEBMは違うんです ……………………………………… 71
5. せん妄への漢方治療 …………………………………………………… 85
6. "心因性"を封印してみる ……………………………………………… 107
7. 呑気症や機能性ディスペプシアには？ ……………………………… 128
8. 耳鳴りやめまいには？ ………………………………………………… 149
9. 腰痛には？ ……………………………………………………………… 169
10. 関節痛には？ …………………………………………………………… 175
11. 腹痛や過敏性腸症候群には？ ………………………………………… 189

viii

はじめに

「なぜ漢方薬を使うようになったんですか？」や、「漢方のメリットって何ですか？」と聞かれることがあります。本書はここからスタート。

1 きっかけは何だろう？

なぜ使うようになったか？ 「はい、それは学生の時に漢方薬の講義があり、そこで西洋医学とは別の奥深さを知りまして」という就職面接のような回答ができれば良かったのですが、残念ながら「学生の時？ あー何か講義があったような気がする」程度です。実際は、研修医の時に「無知では済まされないな」と思ったからなのでありました。

私の研修した病院は漢方薬を使う先生が一定数おり、カルテ上で漢字の並んだ処方をたびたび見かけていました。そして、当直時にはもちろんかかりつけの患者さんが来ます。薬剤歴を見ると、その漢字の処方薬がずらっと並ぶことに。そこでもっとも困るのが「読めない」ということなのです。"葛根湯"は「これは"かっこんとう"だな」と、まだ読めます。しかし、"呉茱萸湯"は「ご…しゅ？」でストップし、"苓甘姜味辛夏仁湯"に至っては「…。れい、かん…？？？」とサッパリ（注1）。

そんな中、誤読を乱発し、目の前の患者さんに呆れられたことが何度かありました。例えば、"女神散"という方剤。「これ読めるやろ」と思って自信を持ちながら話すと、患者さんの白い目が向かってくるのです。

宮内「えーっと、飲んでいるのは"めがみさん"？」

注1） それぞれ、"ごしゅゆとう"と"りょうかんきょうみしんげにんとう"と読みます。

患者さん「…。にょしんさんです！」

「"にょしん"かーい！」と裏をかかれた思いでいっぱい。"桂枝加竜骨牡蛎湯"もそうです。"けいしかりゅうこつ"までは何とか。「牡蛎はさすがに"かき"でしょ」と確信して話すも

　　宮内「今飲んでいるは"けいしかりゅうこつ、かきゆ"ですかね」
　　患者さん「…。ぼれいです、ぼ れ い！けいしかりゅうこつぼれいとう！」

自分でも「"かきゆ"って何やねん、お出汁っぽいよ！」と思わなくもない。せめて"かきとう"というべきだったか…。しかも患者さんもやたら厳しい。何でこんなに怒るのってくらいに厳しい。

そんな手痛い思いを重ねて、患者さんからは「先生、知らないんですか…？」と言われてしまうことに。「こんなん知るわけねーだろ」と言い返しては苦情の投書まで最短距離で、かつ読めないだけで印象が悪くなるなんてたまったものではありません。そこで「患者さんに怒られるのも嫌だし勉強でも始めてみるか…」と漢方の門を消極的にくぐったわけなのです。

そこで実際に漢方の本を読んでみると、意外にも「へー」と思えたのでした。しかも研修病院には漢方治療の上手な先生がおり、患者さんからも好評でした。漢方は漢方で独自の理論を持っている、そして実際に有効なこともあるのだ、と感じるようになってしまった（?）のです。

そして私もちょろちょろと使い始めることに。病名漢方的な使い方（注2）から始めたのですが、もっと的中率を上げたいという欲が出てきて、それなりに勉強をして漢方的な考えで処方すると、やはりそれなりにうまくいくことに。最初は生薬（注3）の特徴をそれぞれ覚えるなんて面倒で敬遠していたのですが、欲というのは尽きないもので、調べてみると「生薬が分

かれば漢方薬の特徴ももっと分かるなぁ」と納得し、今に至ります。できれば皆さんにも生薬を覚えて欲しいとは思っています。多くの方剤を使う場合は生薬を覚えることで結果的に暗記する内容が少なくなりますし、副作用への注意も細やかになります。もし日常診療に漢方を取り入れてくださるのであれば、ゆくゆくは、ぜひ。ただ、最初はとても苦痛だと言っておきましょう。私自身も理解に手間取り、まだ良くわからない生薬や処方も多くあります。

 色々な視点が持てる！

漢方を勉強したメリットのひとつには、考えの柔軟性が挙げられるでしょう。"本来的な世界" というのはひとつなのかもしれませんが、西洋医学の視点から見る "世界" もあれば、漢方の "世界" もあります。同じものでも見かたが異なれば違うように見える、ということですね。いっぽうが正解でもういっぽうが間違いというわけではなく、それぞれの都合で、自分勝手に見ている、とも言えます。

西洋医学と漢方は対立するものではありません。否定しあうことなく、ふたつの角度で補いながら見ていこうという開かれた態度が重要で、それはなかなかに有用なのです。どちらかいっぽうにどっぷり浸かるのはちょっともったいない。私たちは西洋医学に軸を置きますが、漢方を学べてかつ処方できる環境にもあります。せっかく日本にいるのだから、それを活かして自分の頭を軟らかくしてみてはいかがでしょうか。

様々なフレーム（ものの見かた）を持つと幅広い視野が生まれ、それは何と患者さんの世界に触れることにもつながってきます。表現を変えれば、医

注2) "○○病" にはこの方剤！という、うつ病にはSSRI、脂質異常症にはスタチン、のようなシンプル処方。
注3) 漢方薬は生薬の組み合わせで作られています。漢方薬の構成要素とも言えますね。

学の視点と患者さんの視点のあいだに立つとも言えるでしょう。フレームに揺さぶりをかけて、自分の主観と相手の主観を感じるように意識すると日々の臨床がちょっと違ってくるのですが、漢方を学ぶことがその入口になるような気がします（これは言い過ぎかもしれない）。

3 かゆいところに手が届く？

　漢方のメリットとしては、ちょっとしたところに効果を示してくれるというのもあるでしょう。西洋医学の視点からは病気とまで言えないような状態をサポートします。「二日酔いになっちゃって…」や、「歩きすぎて足が疲れて」、そして「何だか最近、悪夢ばかり見るんですよね」とか「朝は何となく身体が重いですね」というような、日常のちょっとした不調は漢方の専売特許とも言えるでしょうか。「こんな症状に効く薬剤なんてあるのか？」とこちらが思う時ほど、漢方薬は存在感が出てきてくれます。そして実際に効いてくれれば、患者さんの満足度も向上し、関係性も良好になっていくでしょう。効かなくても「不調を聞き流さずに何とかしようとしてくれた」と思ってくれれば御の字です。

　特に精神科領域は「現時点で抗うつ薬を使うか…？」や、「この段階で抗不安薬もなぁ…」と治療者が悩むことも多く、それは漢方薬が選択肢に浮かんでくる格好の条件。身体症状も併存することがあり、薬剤治療で十分に改善しきれないその部分へのもうひと押しとしても活躍します。

4 漢方で無理をしないこと

　漢方は西洋医学を補ってくれる存在。現代の医学では西洋医学の発展著しく、私たち治療者もその見かたで育っています。なので、「漢方はあくまでも選択肢のひとつ」という考えはキープしておきたいものです。

しかし、漢方を治療に取り入れてうまくいくと、ついつい漢方で頑張りすぎてしまう治療者も中にはいます。でもそれは江戸時代にタイムスリップするようなものでしょう。名医であるならいざ知らず、私たちがそんな風にしては患者さんに不利益が生じます。漢方を使わない状況を知らねば、漢方を活かすことにはなりません。

　また、エビデンスでも漢方薬は劣ります。いくつかの漢方薬で臨床試験が行なわれていますがいずれも質は低く、その結果は臨床実感からも離れています。「何千年という歴史があるじゃないか！」というご意見もありますが、同じく長年培われてきた囲碁に関しても、これまで全く考えもつかなかった手がAIによって編み出されています。歴史だけで正当性は言えません。「いや、漢方薬は"証"が云々」というのであれば、"証"に相応するサブ解析を試験の"前"にきちんと組み、評価項目も絞っておけば良いのです（事後的にサブ解析をがちゃがちゃと行なって有意差を何とか出すのではいけません）。もしくは、同じ疾患でも"証"に当たる群と当たらない群とでガチンコ比較しても良いのです。漢方薬も閉鎖的な世界にこもらず、これからどんどん良質なエビデンスを出さねばならないでしょう。これまで信じられていた"証"も検証される必要があり、そういった意味では、今からが正念場。

　色々と言いましたが、本書では初学者用に入門中の入門として漢方薬を使用できる状況、そして使用できない状況を示します。また、明日からはじめられる具体的な処方を紹介。お話しする方剤もあまり採用のないマイナーなものは避け、メジャーなものを中心とします。専門用語も日常的な言葉や西洋医学で用いるような言葉に置き換えているので、イメージしやすいかと考えています。物足りないかもしれませんが、まずは代表的な漢方薬に慣れるところから。漢方をうまく使うために、そして漢方で決して無理をしないために、学んでもらえたらと思います。

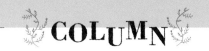

1 製薬会社で少し違う

　漢方は同じ方剤でも複数の製薬会社が出しており、それぞれ個性があります。漢方診療をメインに掲げる医療者であれば違いを気にして製薬会社を選びますが、あまりにもマイナーであれば薬局に扱いがなく、取り寄せまで時間がかかります。そして、せっかく薬局が取り寄せたものを「やっぱり患者さんに合わないから」という理由で使用中止となった場合は、不良在庫に。勤務医であれば採用についてあまり口も出せず、「欲しい方剤がない」、「この製薬会社はちょっとなぁ」と思いながらも何とかやりくりをすることになります。私も病院では肩身が狭い（？）ので、採用薬に意見せず息を潜めて静かにしています（機を伺っています）。

　ごく一部だけ例を挙げると、メジャーな六君子湯と補中益気湯と十全大補湯はツムラ以外を推奨します（補中益気湯はJPSも推奨から外します）。これは生薬の"朮"への配慮から。朮は体液バランスに関わりますが、"蒼朮（そうじゅつ）"と"白朮（びゃくじゅつ）"の2種があり、どちらを選択するかが製薬会社の自由といえば自由。上記の3剤はエネルギー不足を補う代表的な方剤であり、「エネルギー不足を補いたい」という時はその作用も持つ白朮が適切と私は思っています。蒼朮は体液の停滞を攻める力は白朮よりも強く発汗作用を持ちますが、エネルギー不足を補う作用を持ちません。ただし、この推奨はあくまで個人的なこだわりであることを強調しておきましょう（営業妨害をする意図は全くありませんので…）。

　他にも製薬会社によって朮を使い分けられている方剤があり、「白朮が良いよねぇ」と思えるものも多くあります。ちょっと探してみると面白いかもしれませんね。生薬では朮以外にも桂枝と桂皮の問題、生姜と乾姜と煨姜（わいきょう）の問題などがあり、興味が湧いたらぜひ調べてみて、これから病院で採用する方剤があれば色々と考えてみても良いでしょう。

chapter 1

精神症状と漢方

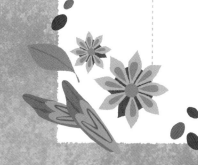

1 誰に向いている？

　精神症状を和らげる薬剤。その中に漢方薬がありますが、それはどんな時に使えるのでしょう。

　まずは向精神薬、例としてうつ病に対する抗うつ薬を考えてみます。軽症のうつ病では、抗うつ薬はプラセボに対する優位性をなかなか示せません（注1）。いっぽう、重症のうつ病であれば抗うつ薬は非常に良く効いてくれます。精神疾患は不思議なもので、重症になればなるほど疾患としてシンプルになる傾向があります。うつ病も重症になれば妄想を帯びてきますが、患者さんの口からこぼれるその妄想内容はほぼ同じ。異質性が薄らぐとも言え、薬剤の効果はしっかり出ます。いっぽう、軽症の精神疾患は環境因子の影響（多くは周囲の対人関係）が強く、患者さんの状態もバラエティに富みます。異質性が高いため薬剤の効果もバラバラであり、環境面への配慮が欠かせません。軽症だから治りやすいと言い切れないのが、精神疾患の難しい点のひとつかもしれません。

　こんな背景を考慮すると、漢方薬が主役となれるのはどんな状況でしょう。一般的に漢方薬そのものは、抗うつ薬や抗不安薬よりも効果が劣ります。重症のうつ病に漢方薬のみで挑むことは、およそ現代的ではありません。仮に症例報告があったとしても、珍しいからそうなるのであって、その背景には死屍累々が見え隠れしています。重症に対して漢方薬を主役に据えてはなりません。では、軽症に対してはどうでしょう。軽症では抗うつ薬の効果は小さくなります。それは、漢方薬との距離が縮まることをも意味するでしょう。そして、インターネットの影響からか、抗うつ薬や抗不安薬に対して患者さん側がいいイメージを持っていないことも多いのです。そのため、私たち精神科医は処方の際、患者さんの抱く不安感を否定せず、

かなり慎重に説明をします。いっぽう、漢方薬に対しては割と肯定的な考えの人が多いため、処方すること自体が治療的とも言えますし、処方の際にはそれをさらに増幅させるように（取って付けたような）説明もします（注2）。

　以上から、漢方薬の射程範囲がつかめたかと思います。すなわち、漢方薬は軽症の患者さんに対して主役となりうる、ということ。軽症であれば抗うつ薬との差は小さく、また処方すること自体が（何とも言えない味も）治療的になります。大事なプラセボ効果を膨らませやすいのですね。そして、実際の薬効がまた患者さんにゆとりを見出すことを助け、「漢方薬すごい！」と好印象を抱いてくれたらプラセボ効果がさらに高まります。まさにポジティブフィードバック。特に、軽症患者さんは精神科以外の治療者のもとに多く現れるでしょう。その治療には、漢方薬を選択肢のひとつとしても損はないかと思われます。

　そして、中等症や重症であってもサポートとして漢方薬を使うことはありますが、これは応用になるでしょう。本書では、抗うつ薬で症状が改善しきらない場合の併用を「**3**漢方処方レシピ集の**7**（→P.186）」で若干述べます。

　以上をまとめると、下の図1にようになるでしょう。

図1．主役の住み分け

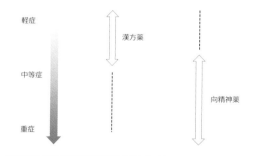

注1）ただし、臨床試験という設定がプラセボ効果を高めてしまいます。臨床試験は実薬に不利で有意差が出にくい環境と言えるでしょう。
注2）副作用がないと誤解している患者さんが多いのも困りものですが。

2 重症? 軽症?

　軽症や重症と述べましたが、精神疾患での重症度の判定はどうやって行なうのでしょう。きちんと判定する時、例えば論文で発表する時などは、評価尺度を用います。うつ病であればHAMD（ハムディー）やMADRS（マドラス）が有名ですね（注3）。各症状で点数を付けて、合計点で重症度判定を行ないます。

　ただし、普段の臨床で毎回点数を付けることはなく、基本的には患者さんの"日常生活の障害度"を聞きます。そこには患者さんならではの具体的なポイントが出てくるため、診察ではそこも活かします。家のこと、趣味のこと、仕事のこと…。こんなところを聞いていき、そこに強い支障が出ているのなら重症、症状はあれど生活はまずまずなら軽症、生活にちょっと不自由するのならあいだを取って中等症、と考えていきましょう。患者さんの生活を具体的に聞くことは、患者さんオリジナルの指標ができあがることでもあります。そして、それはどう生きているかを思い描くことにもつながります。実に精神科っぽいですね。

注3）　この2つの違いは、睡眠に関わる質問数が異なるという点です（HAMDの方が多い）。臨床試験では評価尺度の点数を良く見せようと製薬会社が頭を捻り、不眠の作用がある薬剤ならMADRSを、鎮静の作用がある薬剤ならHAMDを意図的に用いることも。

3　いざ処方？でもここには注意

　「よし、軽症には漢方薬だ」と意気込んでくれたのなら幸いですが、ちょっと注意が必要です。漢方薬を好ましく思ってくれる患者さんがいるものの、それは全員ではありません。「しょせん漢方薬なんて…」という人がいるのも事実であり、「私はこんなにつらいのに出されたのが漢方薬なんてショック」と考える人もいるでしょう。また、漢方薬がどうしても苦手で飲めない、他の病院で処方されて効かなかったから飲む気がない、ということももちろんあります。そんな時、決して無理をしてはいけません。治療者が意気込みすぎると、それは"押しつけ"になってしまいます。治療的ではなくノセボ効果が出て、さらには治療者への不信感にもつながりかねません。ちょっとオススメしてみて飲む気になってくれたら処方するというのが一番ですね。

　他にも副作用や投与量・投与間隔、そして処方の際の声かけなどにもちょっとした配慮が必要。そこは「**2**漢方の基礎知識の**7**注意すべき漢方薬の副作用について（→P.39）」と「**8**漢方薬を処方する時の疑問と解答（→P.46）」で改めて述べましょう。

入門に最適な症状は？

　漢方薬は軽症に対して主に使用できることが分かりました。では、症状はどうでしょう。

　世の中、数多の精神症状があります。それらすべてを漢方薬で対処できるかと言われると、自信を持って「無理！」と即答できます。特殊な精神症状には特殊な対処、すなわち精神科医、臨床心理士、公認心理師などの出番なのです。漢方薬が相手となれるのは、コモンな精神症状、それは取りも直さず"抑うつ"と"不安"の2つ。身体疾患でもコモンディジーズは専門非専門を問わず多くの医師が診ますが、それは精神疾患でも同じ。どの科でも医師は「これは診ちゃいかんな」という症状をきちんとすくい上げ、そのスジの専門にお願いするということが最も求められるスキルです。残ったコモンなものにしっかり対処しましょう。

　症状とは何なのか？　人々は"つらさ"を抱えて生きているわけですが、その"つらさ"が膨らむと大変なので、それを逃がそうと何とか対処をします。それが症状だと考えましょう。コーピングスキルというやつですね。その対処法にはいくつか種類がありますが、次頁の図2に示すように、大きく6つの方向に分けてみました。精神科の診断は客観的な検査がなく分からないと言われますが（注4）、"つらさ"への対処法の組み合わせを探していくのが診断なのです。

　専門家でなければ、コモン中のコモンである抑うつや不安の方向を診ていきます。行動化や解離などの強敵を相手にしてはいけません（注5）。他の症状がないピュアな抑うつ・不安から経験を積むことが肝腎で、これらは上述のように漢方薬で対処可能です。それ以外に"身体化"という症状

図2. 症状の組み合わせで理解する

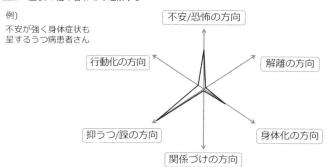

例)
不安が強く身体症状も呈するうつ病患者さん

宮内倫也.プライマリケアのためのこころの診かた.日本医事新報社.2016.を引用改変

にも漢方薬を用いることがあります。この症状は、身体症状で"つらさ"に対処しようとして出現すると理解しましょう。身体が劇場化するわけですね。これも漢方薬の治療対象ですが、まずは抑うつと不安で漢方薬に慣れることをオススメします。身体化についてはコラムでいくつか漢方薬を紹介するので、参考にしてみてください。

抑うつと不安の他に、漢方薬の治療対象を本書では2つ付け加えます。ひとつは、不眠。精神疾患の9割に何らかの睡眠障害が存在すると言われ、特に不眠は多く見られます。不眠を解決せねば、精神疾患の十分な回復は難しいのです。それに対して漢方薬という選択肢が増えれば、治療に幅が

注4) 現在の精神医学はその人の言葉と振る舞いに頼るというアナログな手法なのです。
注5) 6つの方向は以下のようなものです。

- 関係づけ　周囲の些細な振る舞いを自分にとって関係のあること(多くは他者からの迫害)としてとらえ、先案じしやすくなり現実との接触性が悪くなる。代表疾患は統合失調症。
- 抑うつ／躁　抑うつでは、気分が落ち込み頭がまとまらなくなる。躁では、気分が高揚し色々なことができそうに思え寝る時間がもったいなくなるが、どこかイライラすることもある。代表疾患はうつ病、双極性障害。
- 行動化　感情を抱えきれず、言葉でなく行動(リストカットやアルコールなど)で示してしまう。代表疾患はパーソナリティ障害、摂食障害、物質使用障害。
- 不安／恐怖　今と将来に安住できず、回避したり身がすくんだりする。不安の代表疾患は不安症と強迫症、恐怖の代表疾患はPTSD (Post Traumatic Stress Disorder)。
- 解離　自分が自分からログオフされ、多くは"記憶の抜け落ち"として体験される。色々と行動していても、その間の記憶が一切ない。代表疾患は解離性障害。
- 身体化　身体が劇場となり、苦痛を身体症状として表現する。代表疾患は身体症状症。身体疾患を有しその症状がある場合もそれに対する認知や行動のとらわれを重視すること。

広がるでしょう。幸いなことに、漢方の視点では不安と不眠は似たもの同士で、使用する方剤もかなり共通しています。特別なことを覚えなくても大丈夫。加えるべき症状のもうひとつは、認知症のBPSDです。BPSD自体はひとつの症状ではなく様々な種類の症状の総称ですが、その中の興奮・焦燥とアパシーを扱います。認知症患者さんの興奮・焦燥と言えば抑肝散が判で押したように頻用されますが、その治療効果は決して高いものと言えません。抑肝散の次の一手があれば、治療者の気持ちも少し楽になると思います。これも抑うつと不安で紹介する方剤が多く出てきます。

　ということで、本書で扱う症状は、抑うつ、不安、不眠、そしてBPSDの興奮・焦燥とアパシー、です。精神症状の治療は抗うつ薬とベンゾジアゼピン受容体作動薬の処方くらいしかないと思われることも多いのですが、漢方薬を加えることで、そんな診療に彩りが出てくると良いですね。

　最後に、漢方薬で診てはならない、言い換えれば専門の精神科医に紹介した方が良い条件を列挙します（一部繰り返しですが）。

---

1. プライマリ・ケアで診るべきでない症状がある
2. 症状の重症度が中等症から重症である
3. 希死念慮や自殺企図がある
4. 向精神薬に替えても改善しないか悪化していく
5. 向精神薬の副作用が強く継続できない
6. 治療の過程で診るべきでない症状が出現する
7. 治療終了後に再燃し以前の治療を行なうも改善が乏しい
8. 患者さんが漢方薬と向精神薬による治療を望まない
9. 妊娠希望や妊娠中・授乳中である

chapter 2

漢方の基礎知識
~イメージで覚える~

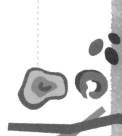

1 漢方はあやしい？

　漢方の本を読んでみると、わけの分からないことばかり書かれていて「おいおい…」と思うかもしれません。しかし、それは西洋医学というフレームで漢方を見ているためとも言えます。私たちの身の回りのモノ・コトは"だまし絵"のようなもので、視点が異なると見えるものは変わってきます。西洋医学と漢方、どちらかが正しいというのではないのでしょうね。漢方薬を使用するならその理論は知っていて損はないのですが、西洋医学に漬かった私たちは、だまし絵をひとつの視点から見てしまい、エポケーが難しくなっています。そこで、本書では漢方の理論をある程度イメージしやすい一般的な言葉や西洋医学"風"な言葉に変換して、無理なく入門中の入門レベルに達することを目標とします。細かく追求すると矛盾があったり突っ込みを入れたくなったりするかもしれませんが、「細部はさておき、漢方はこんな感じか」と想像することを目指しているため、あくまでもきっかけとして。そして、そのような想像ができるようになったら、他書を読んで専門用語を学んでみてください。

日本漢方と中医学

　細かく歴史は述べませんが、日本の漢方（日本漢方）は、オリジナルである中国の医学（中医学）の変種であり（注1）、考え方が両者で異なります。"実証"と"虚証"という処方決定の最重要ワードですら、日本と中国で違うのです。しかも大変なことに、日本漢方の中でもナントカ派とカントカ派など複数の流派があり、さらにそこで意見の違いが見られます。他の流派に攻撃的な人もおり、この辺りは私も色々と言われていて愚痴をこぼしたくなるのですが、自主規制しておきましょう。

　言いたいことは、漢方家には偏屈な人が多くて辟易する、ではなく（おっと）、日本や中国、そして日本国内でも考えの違いが大きい、ということです。「私はこう治療している」の乱立であり、診る人が違えば処方する漢方薬もかなり異なるなんてのはザラです。本書では小さな違いを強調するよりも、まずは大外れしないような、そして「これぞ！」という典型的な患者さんにはある程度当たるような、そんな漢方薬を選べるようにすることを目標とします。

注1）発展というよりは"変種"だと思います。

3 漢方での健康と病気とは?

　そもそも、健康とは、そして病気とはどんな状態なのか。漢方では患者さんの中を色々なものがめぐっているという考えをベースにしています。そして、それが全身にほどよい量、そしてほどよいスピードでめぐっていることを"健康"ととらえます。まずはこんなイメージを持っておきましょう。では、病気とはどんな状態なのかというと、患者さんをめぐっているものが

　　足りなくなる（不足）
　　つまる（停滞）

　ととらえます（注2）。病気はこの2つによると大まかに考えましょう。この不足や停滞がどの原因によって、そして身体のどの臓器で生じるかによって、どんな病気になるかが異なってくるのです。

　川の流れを想像してみましょう（図3）。サーッと淀みなく水が流れ、川を囲む土壌も肥沃であれば、それは健康。川の水や栄養素が足りなくなったり（不足）、岩石が流れを塞いでしまったり（停滞）して、その結果、土壌に影響が出れば、それは異常事態（病気）です。めぐるものは"生命"とも言え、病気の原因によってその生命が削られたり滞ったりするのです。私たちが診る患者さんの"症状"とは、生命と病気の原因との闘争の場であり、不足と停滞が混然となったものと理解して良いかと思います。

　そして、この不足と停滞はどちらかいっぽうだけが存在するわけではありません。川の水量が減ると流れも淀んで停滞し、どこかで停滞すればその先に流れる水は少なくなるのです。この考え方はとても大事で、時間が

図3. 川の流れをイメージしてみる

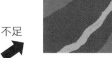

不足 → 流れ自体も滞る
停滞 → 先の水量が不足する

ほどよさが健康

どこかで川の水量が不足したり流れが停滞すると、ほどよさがなくなる

水量の不足と流れの停滞はそれぞれ単一では生じにくい

左記のように併存することが多い

岩田健太郎 編．薬のデギュスタシオン2．金芳堂．2017．を引用改変

経過すればするほど、不足と停滞は密接に絡んでくるようになります。ということは、慢性疾患は漢方的に複雑な状態、なのです。

注2) めぐるものが過剰になったり逆流したりすることもありますが、本書では2つに絞りました。

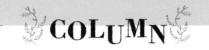

2 変わらないからこそ変われる

「変わり続けることをやめない」や、「変わることをやめた時に腐る」なんて言葉が巷にはあります。そのように思うのは自由ですが、病の中にいる人にとって、上記の言葉は侵襲的になりかねません。彼らには、変わらなくても良いことを保証する時期が必要。

渦潮のように刻一刻と変化する環境の中で、疲弊していく人たちがたくさんいます。そこで足を止めて休んでいる人に「変わらないと腐るぞ」と指摘するのは酷なこと。つらい時にわざわざ変わろうと思わなくて良い、羽根を休めて、その時間に憩うことも必要なのです。それはいつかまた歩き出すための大いなる力になることでしょう。

特に医療者は、その診察の中で、変わらないことへの耐性が求められます。変わらないのは医療者にとって苦痛で、「この治療は正しいのだろうか」とか「次回診察までに少しでも意欲が出ていて欲しい」と思い、何かしらの変化が欲しくなります。その焦りや欲求は、強引な薬剤増量や変更という形になるかもしれません。でも、この変わらないところを何とか持ちこたえるその過程が、とても重要でしょう。

すなわち、変わらないことが変わることへの布石になっていきます。言ってしまえば、変わらないことの中にもう変化はあり、そうなるように医療者は診察を組んでいきます。

現在かすり傷をたくさん抱えている人は、とても痛いでしょう。身体を動かすと、さらに痛いでしょう。ある程度軽くなるまでじっとしておくことも必要。また、"生きているがゆえの苦しみ"もあるでしょう。死ねないけれども生きているのもつらい、生きているからこそつらい。そんな状況はいくらでもあります。そんな人たちに「死ぬこと以外かすり傷だよ」と言えるでしょうか。それこそ、たくさんのかすり傷を与えてはいませんか。

4 漢方の理論から病気の種類や程度を見分ける

　漢方の理論はイメージ重視で、何となくモヤッと（良いかげんに？）理解することが大事です。入門中の入門である本書でも"漠然と"大づかみすることを重視しているため、細部が気になる場合はぜひ他書に当たって漢方の世界に入ってみてください。ここでは、証、不足・停滞、寒・熱、という点にポイントを絞り解説します。

患者さんの"証"を見分ける

　"証"という言葉を聞いたことのある人も多いのではないでしょうか。これには主に2つの使い方があり、ひとつは「この病態は葛根湯の証だな」というように「○○（方剤名）の証」と表現されるもの。もうひとつが、ちらりと出てきた"実証"と"虚証"というもの。

　前者から説明すると、この場合の"証"は"レスポンダー"のこと。「葛根湯の証」は「葛根湯のレスポンダー」なのです。西洋医学では、抗がん剤であるTS-1®はアジア人に著効を示すことが分かっています。これは「アジア人はTS-1®の証」と表現できますね。また、ハーセプチン®はHER2陽性の乳がんに有効なので、「HER2陽性の乳がんはハーセプチン®の証」です。そして、日本漢方は"決まり文句"としてこの証を表現することに長けています。本書ではそれぞれの漢方薬において、この"決まり文句"を少し導入して大雑把な特徴を示します。「この所見があればこの方剤を使ってみよう」という気軽なものであり、"レスポンダーかもしれない"が目標（あくまでも"かもしれない"というのがミソ）（図4／→P.22）。

　レスポンダー候補を探すことは、副作用を回避することにもつながりま

図4. 目指すところ

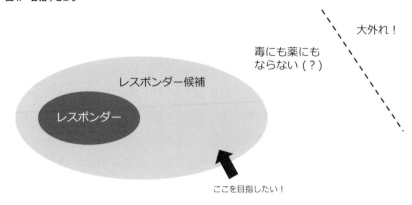

す。明らかにレスポンダーから外れた患者さんに投与すると、副作用をもたらす可能性が高くなってしまいます。本書で大雑把にキーワードとして"証"を示すのは、打率を若干上げるため、そして大外れして不利益をもたらすことを避けるためなのです。添付文書的に表現するのであれば、適応、そして慎重投与や禁忌を知ることになるでしょう。

とは言え、このレスポンダー所見も科学的に裏付けがなされているわけではありません。先人たちの経験からできたもので、これから色々と確認していかねばならないものだと思っています。一部の疾患では「証が合わなくてもあんまり問題ない」と言われることもあるので…。

では、もうひとつの証である"実証"と"虚証"はどんなものでしょう。これは、候補となる漢方薬を大まかに振り分ける役割を持っています。まずこの"実証"と"虚証"で大きくとらえ、次を考えるというわけですね。しかし！困ったことに、この"実証"と"虚証"という概念が、日本漢方と中医学では大きく異なるのです。漢方薬を選ぶ最初の一歩がこんなのでは先行きがちょっと不安ですが、違いを説明してみましょう。

日本漢方では、体格や体力が振り分けポイントになります。体格ががっしりしていて体力のあるものを実証、ひょろっとしていて体力のないものを虚証、とします。よって、一人の人間ではそうそう変わりません。そして、漢方薬も“実証用”と“虚証用”とに分類され、体格で実証と判定したら実証用のものから選び、虚証と判定したら虚証用のものから選ぶことになります。実証用の漢方薬は攻撃力が高く、虚証の人が服用するとかえって調子が悪くなるとされています。虚証用の漢方薬は攻撃力が軽かったり回復力が高かったりするもので、温和な印象です。

　中医学ではどうなのかというと、虚証は生体にとって必要なエネルギーや栄養素が足りていない状態、実証は疾患の勢いが強い状態を指すのです。体格とはかなり離れていますね。ムキムキのボディビルダー（日本漢方でいう実証）であっても疲労困憊であればそれは虚証であり、ひょろひょろしている私が痛風発作に見舞われて関節が真赤になっていたら、まさにその時点では実証なのです。よって、日本漢方と異なり一人の人間でも流動的で、時期によって使う漢方薬も変わっていくのが特徴。疾患の勢いが強ければ実証なので、日本漢方の“虚証”でも、必要ならば攻撃力の高いものを使用します。

　このように、有名な“実証”と“虚証”は日本漢方と中医学とで定義が異なり大変。ここではレスポンダーとしての“証”を覚えておき、“実証”と“虚証”という用語は頭の片隅に置いておく程度にしましょう。基本的には、「**2漢方の基礎知識の3漢方での健康と病気とは？**（→ P.18）」のところで軽く触れた“めぐるものの不足・停滞”の強弱を重視する方向で進めていきます。

> **ここまでの まとめ**
> “証”は“レスポンダー所見”としてとらえること。
> 実証と虚証という概念は、定義の問題から本書では深く触れない。

2 漢方の基礎知識～イメージで覚える～ ④漢方の理論から病気の種類や程度を見分ける

患者さんの"不足"と"停滞"を見分ける

　不足と停滞の説明の前に「めぐるものとはそもそも何なのか？」をお話ししてみましょう。とっても大事なところなので。

　「**2**漢方の基礎知識の**3**漢方での健康と病気とは？（→P.18）」でめぐるものは"生命"と表現しましたが、これには大きく分けて2種類あります（図5）。ひとつは"エネルギー"であり、元気の"気"、気力の"気"ですね。眼には見えず、川の例えで言えば流れを生み出す力、ということになります。エネルギーがゼロなら、川は流れが停止します。換言すれば、私たちの"機能"を指しているのです。このエネルギーが不足すると、川の流れが遅くなり、機能低下を来たします。精神面では元気がなくなり疲れやすくなり、各種臓器の働きも落ちます（注3）。そして、エネルギーが停滞すると、川の流れが阻害され乱流となり、機能異常となります。精神面ではおっくう感やイライラが強くなり、各種臓器の働きは"つまる"感じになります（注4）。そしてその乱流は強くなると風を起こし脳に影響を与え、それにより気分は落ち着かなくなり、めまいやふらつき、そして頭痛やけいれんなどが生じます。

　めぐるもののもうひとつは、"うるおい"です。川の流れを生み出すエネルギーに対して、眼に見える川の水そのものを指すと考えましょう。ただし、その水は栄養素と純粋な水分に分けられるように、この"うるおい"もそんな風に分類されます。前者の栄養素の方は、人体の構成物質である骨や筋肉や肌など、そういった"物質面"を養うもの。若年者と高齢者を想像してみましょう。栄養が不足してくる高齢者は、骨密度や筋肉量が低

注3）　肺の働きが落ちれば息切れ、胃の働きが落ちれば消化不良など。
注4）　管腔臓器の蠕動が停滞すると覚えると良いでしょう。胃であれば膨満感や逆流、腸であれば腹痛が代表的。

図5. めぐるものの分類

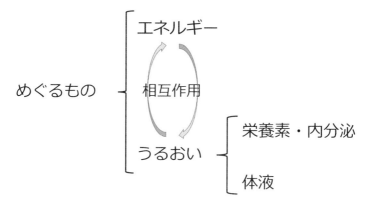

下し、肌ツヤもなくなります。すなわち、栄養素は私たちの物質面を支えてくれるのです。それに加え、歳を重ねるにつれ閉経に向かうように、内分泌系を担っているのもこの栄養素。ただ、栄養素という表現から内分泌は連想しにくいため、ここでは栄養素・内分泌と表記します。そして後者、栄養素を除いた純粋な水分は、体液と考えます。不足の時はもちろん体液量減少として、停滞の時は浮腫や気圧での症状変化など体液バランスの偏りとして出てきます。それぞれ"干上がり"や"水たまり"と形容できますね。

以上のように、"うるおい"はやや幅広い概念です。栄養素・内分泌、そして体液と覚えましょう。

「**2** 漢方の基礎知識の**3** 漢方での健康と病気とは？ (→P.18)」の部分で、不足と停滞は密接に絡んでくるとお話ししました。同様に、この"エネルギー"と"うるおい"も相互作用します。川は流れそのものでは存在できず、栄養素や水分も流れに乗ることで土壌を豊かにします。いっぽうに異常を来たせば、もういっぽうにも影響が出るのは時間の問題と言えるでしょう。重要なルールとして、漢方的にはエネルギーが基盤になります。いくらうるおいをプラスしても、エネルギーという基盤がなければ治療はうまくい

きません。この相互作用の例を示すと、おっくう感から始まって何となく疲れてきて、ついには眠りにも影響が出てきてしまうといううつ病患者さんでは、これはエネルギーの停滞→エネルギーの不足→うるおいの不足という風に理解できるのです。不足と停滞、エネルギーとうるおい、これらのつながりは覚えておいてください。

"めぐるもの"はどんなものかお分かりいただけたでしょうか。エネルギー、そしてうるおい。この2つが相互作用しながら身体をめぐって生命をなしているのです。

次に、その不足と停滞の強弱のお話に進みましょう。漢方の臨床では、ひとりの患者さんで不足の面と停滞の面を分けて考え、それぞれにおいて強弱を導入します。すると、以下の図6のように、端的に言えば4通りができあがります。

図6. 4通りで解釈する

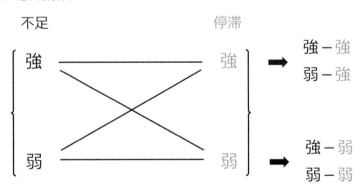

感染症を例にすると分かりやすいのですが、生命あふれる健康な成人がインフルエンザに罹患したとします。もともとの生命が十分なので、不足はほとんどありません。そうなると十分な兵力同士のぶつかり合いとなるため戦況は激しく、停滞が目立つようになります（激烈な症状が認められる）。

死の近い患者さんならどうでしょう。生命がしぼんでおり、不足が強く見られます。そこにインフルエンザウイルスがやって来ると、圧倒的な兵力差から停滞する余地がないほどあっという間に攻め込まれてしまうかもしれません（症状はそれほど激しくならず、静かに亡くなっていく）。

　慢性的に経過しがちな精神疾患ではどうでしょう。話を単純にするためここでは原因を精神的ストレスにしてしまいますが、生命が十分であれば跳ね返せます。しかし精神的ストレスがどんどん降ってきて息つく暇もなければ、停滞が至るところに出てきて不足も認められるようになります。すなわち、不足も停滞もまずまず出てくる、というのが特徴となります。治療をする際はそこに注意を。不足が強ければそれを補う方剤を、停滞が強ければそれを攻める方剤を用いますが、両者が相応にあるのなら、補う方剤と攻める方剤を同時に使用することもします。この考え方は、中医学寄りと言えるでしょう。よって、患者さんを診たら

　　「エネルギーの不足は？」
　　「エネルギーの停滞は？」
　　「うるおいの不足は？」
　　「うるおいの停滞は？」

と疑問を立てて、それぞれについて所見を探しに行きます。

　本書ではこの手段をメインに据えます。日本漢方の実証と虚証に関しては、注として欄外に少し述べておくことにしましょう。

ここまでのまとめ　何がどれくらい不足しているか、何がどれくらい停滞しているか。この2つを見て治療を決めていくこと。

2　漢方の基礎知識〜イメージで覚える〜　④漢方の理論から病気の種類や程度を見分ける

患者さんの"寒"と"熱"を見分ける

　最後は漢方独特とも言える考え方である"寒"と"熱"。西洋医学という
フレームでは重視しませんが、何となく私たちにもイメージしやすい単語
だと思うため、専門用語のまま採用します。それぞれ急性疾患と体質的な
部分とに大きく分かれますが、精神科臨床では体質的なところを重視します。

　寒は冷え症に代表されますが、他には自覚的に寒い、月経周期が長い、
冷えると調子が悪くなる、温めると改善するなど。冬の風に当たると古傷
が傷む、なんていうのは"寒"です。急性疾患では、感染症における寒気
がメジャーです。インフルエンザに罹患し体温が39度あっても本人がぶ
るぶる震えて寒く感じるのであれば、それは"寒"になるのです（自覚的に
寒いため）。体質としての寒は、異化があまり行なわれず、熱が十分に産生
されていない状態と考えられます。代謝の落ちる甲状腺機能低下症のよう
なイメージをボンヤリと持つと良いかもしれません。エネルギーとうるお
いで考えると、寒は全体的な"淀み"となります。人も動物も寒いと縮まっ
て動かなくなりますが、それと同じ。エネルギーは不足しかつ停滞し、う
るおいも同様。すべてワンランク下がるような印象です。

　熱は自覚的に熱い、月経周期が短い、冷たいものを好む、冷ますと改善
する、他にはイライラや興奮なども含まれます。急性疾患の熱はまさに急
性炎症。蜂窩織炎で発赤と熱感があれば、それは"熱"です。体質として
の熱は、異化が盛んになり、熱の産生が大きい状態と考えられます。熱い
と良くも悪くも活動的になり、代謝のアップする甲状腺機能亢進症のよう
に映るでしょう（もちろん、熱すぎるとヘタってしまいますが）。エネルギーとう
るおいで考えると、熱は主にエネルギーの停滞とうるおいの不足が関与し
ます。前者は、エネルギーの流れが障害物で塞がるとそこで乱流や渦が発
生し、エネルギーがかき回されると考えてみましょう。すなわち分子運動
が激しくなるので、"熱"が生じやすくなるのです。後者は、うるおいと

いう言葉からイメージを。うるおいは熱が過剰にならないためのバッファーのような作用を持っています。それが足りなくなると熱が勝ってしまい症状として出てくる、となりますね。

　また、臨床では寒と熱が両方見られることもありますが、本書ではそこまで触れずにおきます。ひとつ指摘しておくならば"冷えのぼせ"でしょうか。手足は冷えるけれども頭はのぼせて、そこだけ汗をかくことも。"冷え"と"のぼせ"だなんて、寒と熱の両方があると感じるかもしれませんが、これはうるおいの停滞が大きく関与します。熱のバッファーであるうるおいは、身体をめぐることで身体全体を一定の温かさにしているのです。そのうるおいが滞ると、一部に熱がこもったりどこかが冷たくなったり、つまり"冷え"と"のぼせ"の両方が見られます。熱は上にあがる傾向があるため、特に頭がのぼせるのですね。

寒・熱は急性疾患と体質的なものとに分ける。
体質的な面では、異化と同化のバランスの乱れ、エネルギーとうるおいの乱れと考える。

5 それぞれの所見を見てみよう

　ここまでお話しした、日本漢方での"虚証"そして"実証"、エネルギーの不足と停滞、うるおいの不足と停滞、寒と熱。それらの具体的な所見を表にまとめてお示しします。ただ、ひとつひとつ覚えるというよりは、頭の中で「こんな感じだな」と漠然とつかむのが良いかもしれません。

日本漢方の"虚証"と"実証"

　繰り返しますが、あくまでも"日本漢方"という括りになります。私は不足と停滞に分けて考えるためこれを重視しませんが、重視することが間違いだと指摘しているわけではありません。あくまでも考え方の違いです。

　虚証と実証は"見た目"がモノを言います。

実証	虚証
体力がある	体力がない
意欲がある	意欲が乏しい
胃腸が強い	胃腸が弱い
がっちりとした体格	ひょろっとした体格

エネルギーの不足

　これは機能低下と考えます。具体的な所見は以下のようになります。

エネルギーの不足（機能低下）	
・身体がだるく気力がない	・疲れやすい
・日中の眠気（特に食後）	・風邪をひきやすい
・眼や声に力がない	・内臓のアトニー症状 　（胃下垂や子宮脱など平滑筋弛緩）
・顔色が青白い	・血圧が低い
・息切れが多い	・汗をかきやすい

30

エネルギーの停滞

　スムーズに流れずにつまっている状態。大きく分ければ、精神的な面での停滞、そして平滑筋が機能異常を起こしてしまっている停滞になるでしょうか。つまって先に進んでいかない印象です。

エネルギーの停滞（機能異常）	
・抑うつ	・イライラ感
・頭重感	・喉のつかえ感
・胸や季肋部のつまった感じ	・腹部膨満感
・時間によって症状（特に痛み）が動く	・げっぷや排ガスが多い

栄養素・内分泌面の不足

　うるおいについては、栄養素・内分泌面と体液面の2つに分けて進めていきます。前者が足りなくなると、以下のようなことが起きます。女性ならではの月経・出産・更年期などもここに入りますよ。

栄養素・内分泌面の不足	
・集中力低下	・不眠
・眼精疲労	・こむら返りや筋肉のけいれん
・月経異常	・産後の体調不良
・顔色不良	・頭髪が抜けやすい
・フケが多い	・皮膚の乾燥や荒れ
・爪の異常	・筋萎縮
・骨密度低下	・麻痺やしびれ

栄養素・内分泌面の停滞

　この停滞は漢方的にとても重要。次頁の表を見ると、血流障害とそれに関連する所見、とも表現できそうです。そのため、頭部のCTやMRIで虚血性変化があれば、この停滞があるなと考えても良いでしょう。本書は入門中の入門なので触れませんが、種々の慢性疾患と治療抵抗性という所見が目を引きます。慢性炎症という視点に立っており、治療がうまくいかな

2 漢方の基礎知識～イメージで覚える～ ⑤それぞれの所見を見てみよう

い時、この栄養素・内分泌面の停滞という視点を持つことが大切になります。月経・出産・更年期はこの停滞も関与します。

栄養素・内分泌面の停滞	
・眼輪部の色素沈着	・暗赤紫色の舌
・痔核	・皮下出血
・月経異常	・月経痛
・毛細血管の拡張	・静脈瘤
・産後の体調不良	・麻痺やしびれ
・夜間に増悪する疼痛	・組織の線維化
・種々の慢性疾患	・治療抵抗性

体液面の不足

これは体液量減少を示しています。以下にある尿量減少は体液量が減ることで腎血流量が低下し起こる所見。空咳は肺にある体液が少なくなってカサカサしているとお考えください。

体液面の不足	
・口渇	・口腔内の乾燥
・空咳	・尿量減少
・便秘	・皮膚の乾燥

体液面の停滞

これは、体液がうまくめぐらずに一部に偏ってしまっている所見。ここでの尿量減少は、胃腸炎などで消化管に水分が溜まっていて吸収されていないことによります。全体として、水分の絶対量が圧倒的に不足しているわけではなく、消化管内や細胞間質に偏っているというところがポイント。

体液面の停滞	
・浮腫	・胸腹水
・関節水腫	・朝のこわばり
・水様性下痢	・尿量減少
・身体の重い感じ	・頭重感
・めまい	・立ちくらみ
・腰痛	・麻痺やしびれ
・悪天候や気圧変動で悪化する 　種々の症状	・痰の多い咳

寒

　急性疾患と体質的な部分とを分けますが、後者では異化が十分に回らず、熱が産生されにくい状態。付け加えると、寒と体液面の停滞とは特に併存しやすいことが挙げられます。体液がめぐらないと冷えてしまうのですね。例えば、下腿浮腫に触れると他の部位よりやや冷たく感じます。

寒	
・自覚する寒気	・冷やすと悪化し温めると改善する 　種々の状態
・顔色が青白い	・皮膚が冷たい
・脈が遅い	・口渇は乏しい
・尿量は多く色も薄い	・麻痺やしびれ
・基礎体温が低く月経周期が長い	・冷たいものを食べたり飲んだりすると 　痛み（特に腹痛）が生じる

熱

　急性炎症による熱がまず挙げられるでしょう。そして、体質面では代謝の回転が速くて異化に大きく傾き熱の産生過剰となる状態です。エネルギーやうるおいという点で考えると、エネルギーの停滞から乱流が生じることで活発になる分子運動、そしてバッファーといううるおいの不足などが関与してきます。

熱	
・自覚する体熱感 ・口渇と舌の乾燥 ・イライラや興奮 ・代謝が盛ん（食べても太りにくく痩せ型で体温も高め）	・急性炎症の徴候 　（発赤・熱感・腫脹・疼痛） ・尿量は少なく色も濃い ・のぼせやほてり ・月経周期が短い

　これで、目の前の患者さんにどんな風に問えば良いのかイメージがほんのりとつかめたのではないでしょうか。これらを参考にして方剤を決定します。注意して欲しいのは、ひとりの患者さんには様々な要素が絡んでいるということ。例えばここで麻痺やしびれは何度も出てきていますね。決してひとつだけで決まるわけではなく、不足と停滞は併存し、そこに寒や熱も関与してくるということを覚えておきましょう。

　また、漢方では脈を見たりお腹を触ったりもしますが、今回は扱いません。本書では、ほとんどが問診のみで方剤を決めるパターンになっています（私自身が漢方的な診察は苦手ですし…）。基本的には主訴でいくつか処方する方剤を想定し、漢方的な随伴症状を問診していく中で明らかに合わないものは弾き、残った中で優先順位を付けるという感じ（注5）。1剤に絞るというよりは「まずこれを使ってみて、効かなかったらこれを…」という頭の中になるでしょう（図7）。

図7.　処方を決める頭の中

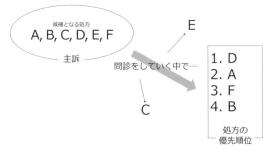

注5）　どうしてもうまくいかない時は、主訴以外の症状を重視し、それに用いる方剤から選んでみるとうまくいくことがあります。"主訴からいったん離れる"というワザ。ただし、胃腸症状があるのならまずそこから立て直すのが良いでしょう。

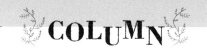

3 withという気持ち

　どの疾患でもそうですが、患者さんに対し"統合失調症の○○さん"という表現を医療者はついしてしまいます。これはクセモノでして"○○さん＝統合失調症"になりがち。そして、患者さん自身もそのような言い方をしてしまいます。「私は統合失調症である」という表現ですね。いっぽう、英語表現では"patients with schizophrenia"となります。このwithが患者さんとschizophreniaという名詞との間に入ることで、疾患と距離が取れます。あくまでも"統合失調症という疾患を持った患者さん"なのです。withという表現には外在化のテクニックがすでに練り込まれているのが見えますね。

　そこには疾患を見る目線と患者さんを見る目線の両方が含まれているのです。この両方がとっても大事。よく「病気じゃなくて人をみろ」と言われますが、個人的には「いやいや、病気もしっかりみようや」と思ってしまいます。両方みるのが当たり前で、もうちょっと言うのであれば、病気をみる時に人をみるようにしてはいけませんし、人をみる時に病気をみるようにしてもいけません。

　病気：医療者がプロ。得られている知見に則って冷静に対処する
　人　：その人がプロ。医療者は、その人がどう"生き抜いて"きたか
　　　　に思いを巡らす

　"人 with 疾患"は、その両方に目配りができている表現だなぁと思っています。両方の気持ちを忘れずに診療していきたいものですね。

6 病気の種類や程度を見分けた後の漢方処方のポイント

　ここまで理論を大まかに説明しましたが、私たちが処方する漢方薬はどんな働きを持つのでしょう。

　人体の病気はめぐるものが不足したり停滞したりすることでした。それを治療する漢方薬は、図8のように不足を補うもの、そして停滞を攻めるもの（めぐらせるもの）に大きく分けられます（注6）。

図8．漢方薬の分類

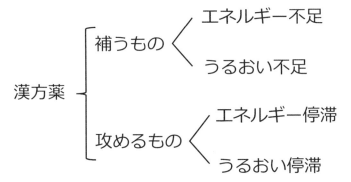

　臨床では、目の前の患者さんで「何がどのくらい不足しているのか、そして何がどのくらい停滞しているのか」を考え、それに対応する漢方薬を選びます。

　ひとつ注意したいのが、攻めるものは土壌をある程度崩して停滞を解除する、ということ。すなわち、エネルギーやうるおいを削ぐ傾向にあるのです。川の流れを遮っているものがあれば、ショベルカーなどでガリガリと処理する必要があります。当然、土壌にも影響するでしょう。古典的な

抗がん剤をイメージしてもらうと分かりやすく、抗がん剤はがん細胞を駆逐するものの、患者さん側もかなり疲弊してしまいます。攻撃して邪魔者を退治するにはある程度の代償が必要であり、攻める漢方薬はそのスタイル（注7）。よって、不足が強い患者さんには攻める方剤が強すぎることもあります。その場合は、不足を補いながら攻める、まず不足を補ってから攻める、などの方法をとります。そして面倒なことに、エネルギーは補うけれどもうるおいは攻める、逆にうるおいは補うけれどもエネルギーは攻める、という漢方薬もちらほらあります（注8）。長期的に使用する場合は注意が必要ですね。

　また、漢方薬は冷やすものと温めるものとに分かれます。一般的に、強く攻めるものは冷やす傾向に、軽く攻めたり不足を補ったりするものは温める傾向にあります。最近は何でもかんでも「温める」ようになってしまい、特に女性でその傾向が強いと言えるでしょう。「温めることは正義」というような風潮です（注9）。しかし、漢方薬も温めるものを漫然と処方していれば、それにやられてのぼせてしまうこともあるのです。そして、それは季節にも言えること。冬は温めるものを使い、夏はそれを中止するなどの配慮も必要となります。一年中ずっと桂枝茯苓丸や八味地黄丸を出しておく、というのはナンセンスな場合もあるのです。夏は少し冷ましておく方が良いという患者さんもおり、ちょっと細かい配慮が求められます。

注6）　日本漢方の実証用とされる漢方薬は停滞を強く攻めるもの、虚証用とされる漢方薬は停滞を軽く攻めるものや不足を補うものに分類されます。
注7）　ゲームでは「私に構わず攻撃しろ！」という、プレイヤーの盛り上がる場面がありますね。サガ3のソール戦が代表例？でも結局ソールはラグナに取り込まれてしまうのでした。
注8）　この辺りは漢方薬の構成要素である個々の生薬の働きを知ると理解しやすくなります。
注9）　中国でも温陽派という、温め賦活する附子をガンガン使う流派があるようです。

2　漢方の基礎知識～イメージで覚える～　⑥病気の種類や程度を見分けた後の漢方処方のポイント

以上から、治療で漢方薬を用いる際に思い描くことは

1. 何がどのくらい不足し何がどのくらい停滞しているか
2. 停滞があるならば、そこを攻めても大丈夫か
3. 寒や熱は、どちら寄りか

となります。本書ではこんな方法を主として治療を述べていくことにしましょう。日本漢方では患者さんを体格で実証と虚証に分類しますが、本書ではそれを欄外の注で述べることにします。

注意すべき漢方薬の副作用について

「漢方は自然のものだから安全」という妄言をいまだにインターネットで見かけます（注10）。決してそうではなく、副作用があり、稀でもありません。怖がりすぎると身動きが取れなくなり非現実的ですが、"適切に怖がること"は必要。漢方薬に限らずどの薬剤でも言えることですね。

副作用と生薬とはある程度関連性があるため、ここでは生薬を挙げてそれに見られやすい副作用を述べます。

黄芩を代表とする副作用

1.間質性肺炎

1989年に小柴胡湯による間質性肺炎が報告されましたが[1]、他の漢方薬でも確認されています。特に黄芩を含む漢方薬はリスクが高いのですが、それを含まない漢方薬、例えば半夏厚朴湯、大建中湯、当帰芍薬散などでも間質性肺炎は報告されており、すべての漢方薬で起こりうるといちおう認識しておきましょう。男女比はあまり差がありませんが、60代以上の高齢者に多く、そして服用から3ヶ月前後での発症が一般的。どんな漢方薬であれ、服用後に空咳・発熱・呼吸困難などを認めたら即座に中止を（注11）。本書で紹介している漢方薬の中で黄芩を含むものを挙げておくと、柴朴湯、大柴胡湯、柴胡加竜骨牡蛎湯、柴胡桂枝乾姜湯、黄連解毒湯となります。

注10) 自然が安全ならドクツルタケを食べてみると良いでしょう。自然は人間のことなど考慮してくれません。"安全な自然"は"つくられた自然"なのです。
注11) どんな漢方薬であれ、とは記載しましたが、この副作用をもたらしやすい漢方薬の特徴には、温めるものや"うるおい"の中の体液停滞を攻めるもの、があります。中医学では、肺は熱と乾燥に弱い、とされています。

2.肝機能障害

服用開始3ヶ月前後までに多くが発症しますが、間質性肺炎の傾向とは異なり、長期の服用でも一定の割合で認めます。また、女性の方が数倍多く、50代が中心。間質性肺炎よりも黄芩との関連性が高く、漢方薬による肝機能障害の9割ほどはこの生薬を含むものが原因で、他には生姜、乾姜、甘草などがあります[2]。半数ほどは無症状で経過し偶然発見されるため、服用してから3ヶ月以内に一度は血液検査をして確認したいものです。もちろん、異常を認めたら中止。

気を付けたいのは、防風通聖散。"痩せ薬"として処方され、また市販の医薬品（OTC）でも様々な名前で販売されています。防風通聖散は黄芩や麻黄をはじめ数多くの生薬が含まれ、複雑な方剤。構成生薬を見ると、簡単に処方はできないと実感します。「内臓脂肪を取る」だなんて、短絡的にも程がある。そんな販売の仕方をする製薬会社も責任重大。

甘草による副作用

漢方薬の副作用で最も有名な偽性アルドステロン症の原因となる生薬です。この疾患は低K血症と高血圧を主症状とし、1968年に報告されました[3]。徐々に増悪する四肢の脱力、浮腫、頭重感などが主症状。四肢の脱力と筋力低下が約60%に、高血圧が約35%に認められ、これらがあれば使用を中止するように患者さんに伝えます。しかし、自覚症状なく低K血症で発見されることもあります。半数近くは使用開始3ヶ月以内で発症しますが、短期間から長期間まで、幅広く認めます。高齢・女性・低体重・低身長がリスクとなり、"小柄なおばあちゃん"と覚えましょう。利尿薬、インスリン、ステロイドの併用も低K血症を助長します。発症は用量依存性であり、甘草1g／dayでは発症の頻度が1.0%、2g／dayでは1.7%、4g／dayで3.3%、6g／dayで11.1%とされています[4]。ただ、これは基礎疾患や長期の服用期間などは考慮されていません。がん患者さんへの抗がん

剤との併用ではさらに高頻度となる可能性があります[5]。

　甘草は多くの漢方薬に含まれますが、ひとつの方剤に多量に含む代表的なものは芍薬甘草湯。こむら返りに使われていますが、基本的には頓用もしくは1日1包程度に留めるべき。1日3包ならごく短期の使用にすべきですが、長期処方をたまに見かけます…（注12）。8ヶ月以上服用した高齢患者さんが低K血症で心室細動を起こしたという報告も[6]。こんな漫然とした処方は有害無益であり「無知による間違った使用方法だ！」と厳しく指摘しておきましょう。何だか悪役のような扱いですが、甘草は漢方治療で欠かせない生薬。エネルギーの不足を補ったり、うるおい（体液面）の不足を補ったり、他の生薬の作用をマイルドにしてくれたりなど、様々な働きを持つのです。

　本書で登場する方剤がどのくらい甘草を含むか、表1に示しておきます。これから分かるように、製薬会社によって生薬の配合が実は微妙に異なっており、マニアックな（？）医療者は使い分けをするのです。興味が湧いたらそんなディープな世界に入ってみても良いかもしれません。

表1.　本書で登場する漢方薬はどのくらい甘草を含むか？

甘草の量 (添付文書の一日量 g)	方剤名
6.0 (とんでもなく多い)	芍薬甘草湯 (コタロー以外)
5.0 (とても多い)	甘麦大棗湯、芍薬甘草湯 (コタロー)
3.0 (多い)	人参湯
2.0 (やや多い)	柴朴湯、苓桂朮甘湯、柴胡桂枝乾姜湯、桂枝加竜骨牡蛎湯、桂枝加芍薬湯、加味逍遙散 (東洋、JPS、コタロー、ジュンコウ、テイコク、本草)
1.5 (標準)	六君子湯 (東洋)、補中益気湯、十全大補湯、香蘇散 (コタロー以外)、四逆散、加味逍遙散 (オースギ、クラシエ、ツムラ、マツウラ、太虎堂)、抑肝散 (加陳皮半夏)、桃核承気湯
1.0 (少なめ)	六君子湯 (東洋以外)、香蘇散 (コタロー)、加味帰脾湯、酸棗仁湯、人参養栄湯、釣藤散
0 (安心)	半夏厚朴湯、大柴胡湯、柴胡加竜骨牡蛎湯、六味丸、当帰芍薬散、黄連解毒湯、大建中湯、桂枝茯苓丸、四物湯、五苓散、半夏白朮天麻湯

注 12) 添付文書を改訂すべきだと強く思います。変わらないのは製薬会社の怠慢！

山梔子による副作用

　腸間膜静脈硬化症の原因 (注13)。山梔子の成分が腸間膜静脈に入り石灰化し、特に回盲部や横行結腸の虚血を引き起こし、慢性的な腹痛や便秘をもたらします。ほとんどは4年以上 (多くは10年以上) の服用で認められます。中高年の女性にやや多いと言われますが、それは山梔子を含む代表的な漢方薬が加味逍遙散や加味帰脾湯であるためと私は思っており、これらはその年代の女性に多く用いられるのです (注14)。本書で紹介している漢方薬の中で山梔子を含むものは、加味逍遙散、加味帰脾湯、黄連解毒湯です。

　CTでは腸間膜静脈の石灰化が、内視鏡では青～紫がかった腸壁がそれぞれ確認されます[7]。とても稀な副作用ですが、知っておくとすぐに診断できるので知っておいて損はない知識です。特にこの参考文献はフリーで読めるため画像を確認しておいてください。

麻黄による副作用

　エフェドリンはアドレナリン受容体を刺激し、さらには交感神経終末部からノルアドレナリン放出を促進します。エフェドリンは耐性が生じ、依存を形成するリスクを伴います[8,9]。エフェドリンの原料は麻黄。この生薬も例外でなく、葛根湯や麻黄附子細辛湯を長期に服用したがる患者さんがいます。治療者の中にも「シャキッとさせる」ため葛根湯を長期処方する人がいますが、これは依存をつくっていると言えるでしょう。「シャキッとして良くなっている。それの何がダメなんだ」と思うかもしれませんが、「それがなければやっていけない」状況をつくっているのです。ちなみに私はADHDの患者さんが風邪をひいた時に葛根湯を処方したら、次回の診察で「飲んでる時はすっごい集中力が上がりました (笑)」と言われました。アトモキセチンがノルアドレナリン再取り込み阻害ですしね… (注15)。

麻黄はノルアドレナリンを賦活するため、交感神経が亢進します。その
ため、動悸や血圧上昇などの心血管症状、嘔吐や胃部不快感などの消化器
症状、発汗や尿閉などの他、不安や不眠、イライラ、そして幻覚妄想といっ
た精神症状をもたらすことがあります[10]。精神疾患のある患者さんや交感
神経が亢進しているような患者さんとは相性が良くありません。そして、
依存性の問題から、安易な長期使用は避けねばなりません。小青竜湯は
花粉症に用いられ長期処方になりがちですが、麻黄を多く含むということ
を忘れてはならないのです。「漢方薬に依存性はない」と言われますが、
少なくとも多量の麻黄には依存性があると私は主張します（注16）。本書で
扱う漢方薬（コラムを除く）で麻黄を含むものはありません。

附子による副作用

　附子はアコニチンやメサコニチンやヒパコニチンなど、様々なアルカロ
イドを含みます。様々な機序があるのですが、平たくいうと血管拡張作用
と鎮痛作用と強心作用を持ち、冷えや慢性疼痛に用いられます。特にアコ
ニチンはNa^+チャネルの活性化やL型Ca^{2+}チャネルの阻害などの作用が
あり[11]、この辺りが副作用に関わるようです。麻黄と同様に交感神経を賦
活するため、心血管症状や消化器症状といった副作用を認めますが、他に
は呼吸困難やのぼせ、口の周りのしびれなどが生じます。これら副作用は、
服用後30分前後で起こりやすくなっています。本書に登場する漢方薬（コ
ラムを除く）は附子を含んでいません。麻黄も附子も、使いようによっては
とても役に立つ生薬である、と付記しておきます。

注13）山梔子は軽い緩下作用も持ちます。この生薬が合わない患者さんは、例えば加味逍遙散でお腹が
　　　痛くなりひどい下痢をしてしまいます。
注14）個人的には、"加味○○"を何年も変えずに処方するのがいかがなものかと思いますが。
注15）アトモキセチンはADHDの治療薬であり、ノルアドレナリン再取り込みを阻害して、シナプス
　　　間隙のノルアドレナリン濃度を高めます。
注16）多量の麻黄を含む方剤はそもそも長期処方を目的につくられてはいないのですが。

桂皮、当帰、人参を代表とする副作用

これらは皮膚症状を生じやすく、もともとアトピー性皮膚炎などで皮膚が脆弱であると掻痒感が強く出ることも。桂皮や人参は身体を温めるので、温かい状況で痒みが強くなる患者さんには向きません。他には黄芩も指摘されますが、どんな生薬でも低頻度ながら起こります。漢方薬を服用し皮膚に何らかの変調を来たしたら、それによるものだろうと考えます。

地黄、当帰、芍薬、大黄を代表とする副作用

うるおい不足を補う生薬は胃もたれの原因に、そして下剤成分の大御所でもある大黄は下痢の原因となりますが、それらを含まない漢方薬でも「気持ち悪くなって飲めない」とか「飲んだら下痢をした」ということはままあります。胃腸症状は多くの漢方薬で見られるため、身体に合わないと判断したら無理せずに中止を。

［参考文献］

1) 築山邦規, 他. 小柴胡湯による薬剤誘起性肺炎の1例. 日本胸部疾患学会雑誌. 1989;27(12):1556-61.

2) 五野由佳理, 他. 漢方薬による薬物性肝障害の症例検討. 日本東洋医学雑誌. 2010;61(6):828-33.

3) Conn JW,et al.Licorice-induced pseudoaldosteronism.Hypertension, hypokalemia,aldosteronopenia,and suppressed plasma renin activity.JAMA.1968 Aug 12;205(7):492-6.PMID:5695305

4) 萬谷直樹, 他. 甘草の使用量と偽アルドステロン症の頻度に関する文献的調査. 日本東洋医学雑誌.2015;66(3):197-202.

5) Hosokawa A,et al.Preventive effect of traditional Japanese medicine on neurotoxicity of FOLFOX for metastatic colorectal cancer:a multicenter retrospective study.Anticancer Res. 2012 Jul;32(7):2545-50.PMID:22753712

6) 酒井規広, 他. 芍薬甘草湯内服中に低カリウム血症による心室細動を繰り返した一例. 日本集中治療医学会雑誌. 2017;24:555-6.

7) Guo F,et al.Idiopathic mesenteric phlebosclerosis associated with long-term use of medical liquor:two case reports and literature review.World J Gastroenterol.2014 May 14;20(18):5561-6.PMID:24833888

8) Miller SC,et al.Ephedrine-type alkaloid-containing dietary supplements and substance dependence.Psychosomatics.2003 Nov-Dec;44(6):508-11.PMID:14597686

9) Martínez-Quintana E,et al.Addiction to ephedrine in psychiatric disorders.Adicciones. 2013;25(1):89-90.PMID:23487283

10) Maglione M,et al.Psychiatric effects of ephedra use: an analysis of Food and Drug Administration reports of adverse events.Am J Psychiatry.2005 Jan;162(1):189-91. PMID:15625222

11) Wu J,et al.L-Type Calcium Channel Inhibition Contributes to the Proarrhythmic Effects of Aconitine in Human Cardiomyocytes.PLoS One. 2017 Jan 5;12(1):e0168435.PMID:28056022

8 漢方薬を処方する時の疑問と解答

> **Q1.** 処方量は1日3包毎食前？
>
> **A1. こだわらなくても大丈夫！**

　漢方薬の添付文書を見ると、ほとんどのメーカーで"1日3回毎食前"となっています（注17）。ただ、この1日3回毎食前というのは「どうぞ飲み忘れてください」と言っているようなもの。他にも薬剤を服用していた場合は食事の前と後に分散され、とても面倒で患者さんの負担も強くなってしまいます。

　しかも、食前にする意義は非常に乏しいと言って良いでしょう。食事によって生薬のバランスが崩れることを危惧して食前を墨守する人もいますが、それによって作用が大きく変わることはほとんどありません。むしろ、食前にまずいお薬を飲んで気持ち悪くなることもあり、方剤によっては胃に負担をかけるものもあり、むしろ食後が望ましい時さえ考えられます（注18）。附子に含まれるアルカロイドは食後で吸収が高まりますが、治療域上限ギリギリを狙って処方することは専門家以外ではあまり行なわないので、これも原則として食後で構わないでしょう。

　1日3包でかつ1回1包というのも、崩して差し支えありません。ものによってはある時間帯にまとめた方が良い場合もあり、1回にもっと多めに服用した方が効果を認めやすいこともあります。多くの場合、私は1日4包にして1回に2包飲んでもらうようにしています（注19）。こんな風にすると1日2回で済みますね。他に薬剤を服用していたら、その薬剤を飲む時と合わせることで服用回数を増やさず対応できます。患者さんの中には1日3

回じゃないと不安という人もおり、そんな時は希望に沿います。

　「服用量を多くすると副作用の出現リスクが上がるのでは？」と言われますが、それはその通りであり注意を要します。しかし、1日3包では効果が乏しい方剤も多く、効く量を出すことが大事。それは漢方薬に限った話ではありません。副作用が怖いから2型糖尿病患者さんにメトホルミンを750mgや部分てんかん患者さんにカルバマゼピンを100mgだけに留めてしまうのは、もったいない。気が引けるのであれば最初は1日2包から開始して、患者さんが飲んでくれそうなら1日4包に増量する方法もありです。もちろん副作用の出やすい高齢患者さんでは量を下げますし、多く出すのが好ましくない方剤もあります。それは適宜述べていきます。

　よって、以上の話から、処方箋はこんな記載例になります。

コタロー 補中益気湯エキス細粒　1日4包　分2　朝夕食後　14日分
コメント：コンプライアンス維持のため食後投与

　重要なのは、"コンプライアンス維持のため食後投与"と一言入れておくこと（注20）。添付文書通りに食前投与で記載するなら、下記のように分かりやすくコメントを入れましょう[1]。

東洋薬行 苓桂朮甘湯エキス細粒　1日2包　分2　朝夕食前　14日分
コメント：食後でも可

注17) 例外はクラシエの一部方剤にある1日2回のものでしょうか。
注18) 極端なことを言ってしまうと、食前でも食後でも飲み忘れたら、気づいた時に服用してくれれば大体は良いのです。
注19) 1日8包出しても査定で切られたことはありませんが、クリニックでは1日6包が上限だと思います。
注20) そうでなければ薬局から疑義照会がかかってくるので。こんなことに時間を割かれると、医者も薬剤師もお互い負担になります。

また、「お湯に溶いて飲む」というのも、一部に例外はありますが原則として却下で結構です（注21）。普通の粉薬と同様に服用し、水でもお湯でもジュースでもほとんど問題ありません。一部の製薬会社は、錠剤タイプのものやカプセルタイプを用意しているので、特に子どもで粉が飲みづらければそれらを検討してみましょう（注22）。

[参考文献]
1）　樫尾明彦 編 . 精神症状×漢方 . 治療 2018年6月号 . 南山堂 .2018.

> **Q2.** 漢方薬同士の併用は？
> **A2.** 有用ですが、知識が必要です。
> 　　　決まりきったパターンを覚えましょう。

　私は併用を積極的に行ないます。ただ、特に日本漢方では単剤が好まれ「併用なんてケシカラン」と言われることも。服用量が増えると患者さんが飲みづらくなるかもしれません。しかも、併用にはそれなりの理由が必要であり、漢方薬同士の相性もあります。併用によって一部の生薬が重なり過剰になる危険性も無視できません。例えば、抑肝散に芍薬という生薬を加えたい時、抑肝散に桂枝加芍薬湯を合わせると、余計な生薬、特に甘草が増えてしまい偽性アルドステロン症のリスクが高くなります。この様な事態は他の方剤の組み合わせでも生じえます。

　そのため、本書ではお決まりのパターンになっているような併用を紹介し、ひとつの方剤の服用量も少なめに留めておきましょう。そうすることで、副作用を最小限にして効果をある程度高めることができます。

注21) 急性期に用いる場合や、口腔や咽頭に沁み渡らせる使い方をする場合などが例外になります。
注22) 錠剤タイプはクラシエとオースギ、カプセルタイプはコタローが出しています。いずれも種類は限られますが。

> **Q3.** 処方する時の声掛けは？
>
> **A3.** 患者さんの不安を緩和し、治療に参加してもらうことを目指します。

　漢方薬の対象になるのは、コモンな症状で重症度が高くない患者さん。話を聞いていて「漢方薬が合いそうだな」と思った時は

「お話を聞いていて、今の○○さんのお悩みには漢方薬が良いかなと私は思ったんですけど、どうですか？」

と誘ってみて、返事次第でこちらも対策を考えることになります。

　他には患者さんが向精神薬に抵抗を見せる時も漢方薬治療の候補ですが、患者さんは向精神薬について誤解していることも多く、なぜ服用したくないのかを聞き、それに対してはバッサリ否定することなく「そんな不安があると抗うつ薬を怖く感じるのもごもっともですね」と汲み取ります。そこにひと手間かけることがプチ精神療法になってくれるのです。そのうえで、実はこれこれなんですよ、とお話をしましょう。それで多くの場合は向精神薬を服用してくれますし、決心がつかなければいったん保留にして、次回の外来を予約してそれまでに考えてきてもらいます（注23）。

「お薬を飲むのも一大決心でしょうし、焦って決めなければならないわけでもありません。不安な気持ちのまま飲むのもつらいと思いますし、こちらも飲むなら納得して飲んでもらいたいので」

と、告げておくと良いでしょう。押し問答になっては決していけません。

注23) もちろん待てる患者さんに限ります。

それでも服用に気が向かないのであれば、漢方薬という選択肢を提示します。ただし、その時も

「漢方薬を使ってみても良いかもしれません。ただ、○○さんの今の状態なら抗うつ薬を使った方が結果的には良いんじゃないかなと私は思っています。もし漢方薬を使っても状況が悪くなるようなら、その時は抗うつ薬が必要なんだなと思ってください」

　上記のようにお話をしておきます（注24）。決して漢方薬を捨て石にするわけではありませんが、段階を踏むことで向精神薬との対決姿勢を和らげるという戦法です。

　いざ漢方薬を処方する段階になった時、添付文書通りの3包ではなく4包以上使いたい場合は以下のように言います。

「効果をしっかり見たいので、ちょっと多めに出しますよ。飲めなかったら言ってください」

　服用のタイミングは上述したように食後にしますが、患者さんは「漢方薬は食事の前に飲む」と思っていることも多いため、次にように加えましょう。原則として服用時間はそんなにこだわらなくても大丈夫。

「食事の前に飲む必要はありません。食後で結構です。食後というのもあくまで目安で、もし飲み忘れたら気づいた時に飲んでもらえたら良いので。とりあえず1日の中で4袋を消化するのを目指しましょう」

　また、漢方薬は当たり外れも大きく、一度でピタリとはなかなかいきま

注24) もし向精神薬による治療が妥当だと治療者が思っていた場合の言い方です。

せん。次の診察で全く症状が変わらない／悪化していることもあり、その時は方剤を変更します。よって、

「一回で合う漢方薬が見つかるわけではないので、コロコロとお薬を変えるかもしれません」

とお話ししておくと、患者さんが「この医者は診察のたびに薬を変える…」とネガティブな気持ちを抱きにくくなります。同様に、こちらが合うと思っていても患者さんは飲めないこともあります。まずくて、変な味がして、気持ち悪くなって、吐き気がして、下痢をして…、などの理由が多いでしょうか。そのため、事前に以下のように言いましょう。

「飲んでいて合わないなぁと感じるようだったら、無理して飲まなくても大丈夫ですので。次の診察で教えてくださいね」

　そして、アドヒアランスの問題はいつでも起こります。大事なのは、アドヒアランス不良を咎めない、ということ。どんな思いで服用しなかったのかを必ず聞いて、その発言については否定せず「確かにごもっとも」と認証しましょう。治療者は処方するだけですが、患者さんは"病気"と認定され、その時から薬剤を毎日服用します。期待もあれば不安もあり、色々な思いがめぐるでしょう。そこをきちんと尊重しなくてはなりません。聞くタイミングは、処方する時に思い出したかのように

「そういえば、お薬は余っていませんか？」

が良いと思います。患者さんを主語にしていないところがポイント。もちろん漢方薬が合っていなければ変更ですし、こちらが譲歩できるところは最大限してみます。そして、今後も続けたいなという時は

「16袋余っているということは、4日分ですか。いやー、これだけ飲めれば上出来ですよ。量が多くて飲めない患者さんもいますし。前も言いましたけど、これ1日のうちでいつでも良いですから。思い出した時に飲んでみてください」

と軽くお話しすると良いかもしれません。そして「じゃあ在庫調整をしましょうか」と軽くつないで、次回受診までの分から在庫を差し引いて処方します。

　処方しっぱなし、処方されっぱなし、ではなく、患者さんに治療に参加してもらうという態度が極めて重要になります。"治る"というのが治療者と患者さんとのあいだでの現象となるように努めましょう。

> **Q4.** 効果判定はいつ？　そして改善後の服用期間はどのくらい？
> **A4.** 効果判定は2週間〜1ヶ月で。
> 　　　 服用期間は3〜6ヶ月をいちおうの目安に。

　「漢方薬は何ヶ月も飲まないと効果が分からない」と言われますが、決してそうではありません。基本的には2週間〜1ヶ月程度で判断します（注25）。そこで全く変化がない、もしくは悪化している、というのなら、方剤を変更しましょう。手持ちの漢方薬では太刀打ちできないような状態になってくるのであれば、潔く向精神薬に切り替えます。

　そして、漢方薬を開始して晴れて調子が良くなった時、その治療をいつまで続けるべきなのか。これについて一定のコンセンサスは存在しません。抗うつ薬に関しては、うつ病なら寛解してから6ヶ月、不安症なら寛解し

注25) 少なめの量から開始して増量するのであれば、その分だけ効果判定はずれ込みます。

てから12ヶ月は寛解時と同量を継続し、その後に漸減中止することが推奨されています。漢方薬はその目安がなく、また本書で相手にしている疾患も軽症です。これは困りました…。

　ここからはあくまで私個人の考えになりますが、3〜6ヶ月は漢方薬自体を続けてもらうようにしています。状態が良くなったら、それをしっかりと味わってもらうことが大事。そのゆとりをキープしてもらい、そこから中止に持っていきます。ただし、多くの患者さんは改善したら徐々に飲み忘れが増えてきます。よって、それを見越して

「自然と飲み忘れが増えてきて、気がついたら飲んでいない、というくらいがちょうど良いですよ」

と、改善した時にお話ししておきます。漢方薬も長期服用に適さないものがあり、「**2** 漢方の基礎知識の**7** 注意すべき漢方薬の副作用について（→P.39）」でお話ししたように間質性肺炎や肝機能障害などが起こります。漫然な服用とならないよう、自然消滅を狙いましょう。もし飲み忘れが増えて調子が悪化するのなら、すぐ元の量に戻してもらいます。飲み忘れが発生せずに律儀に服用してくれる患者さんの場合は、抗うつ薬の基準に則っておくのが無難でしょうか。その際は長期服用になるため、副作用に治療者側が敏感になる必要があります。

> Q5. 風邪の時はそのまま飲み続けても良いの？
> A5. 安全のため中止しておきましょう。

　患者さんからよく聞かれるのが、「この前に風邪をひいてしまって、ここの漢方薬をそのまま飲んで良いのか分からなくて…」というもの。

本書で紹介する漢方薬の中には、風邪に使われるものもあります。「じゃあそのままで良いね！」と思うかもしれませんが、漢方の風邪薬はその状態によって出すものが異なり、間違えて処方してしまうとかえって悪化することもあるのです。そして、それ以外の漢方薬の中にも、風邪症状を増悪させるものが存在します。

　自分で処方する漢方薬の特徴を知っているのであれば話は別ですが、基本的には「風邪をひいたり熱が出たりした時はいったんストップしておいてください」と言っておくのが無難ではないでしょうか。

Q6. 漢方薬にCYP阻害作用はあるの？
A6. 一部の漢方薬にはあるかもしれません。

　向精神薬に限らず、いわゆる西洋薬全般と漢方薬とを併用することもあるかと思います。その際に気になるのが、CYPへの干渉。漢方薬のCYP阻害は分かっていないことも多いのですが、一部の生薬ではいくつか研究が行なわれています。

　78の生薬がどのくらいCYP2D6やCYP3A4を阻害するかを調べた研究があります[1]。そこでは、CYP2D6を阻害する力が特に強いのは、黄柏、黄連、防已であり、CYP3A4を阻害する力が特に強いのは、蘇木、大黄、五味子でした。これらを含む漢方薬は、ひょっとしたら相互作用が出るのかもしれません。本書（コラム以外）では、黄連解毒湯（黄柏と黄連）、大柴胡湯（大黄）、柴胡加竜骨牡蛎湯（大黄：ツムラ以外）や桃核承気湯（大黄）、人参養栄湯（五味子）、半夏白朮天麻湯（黄柏）でちらりと思い浮かべてみても良いかもしれません。

　しかし、圧倒的に情報が不足しているため、はっきりとした回答はでき

かねるのが実情。歯切れが悪いですね…。

　薬剤相互作用ではありませんが、生薬の遠志は1,5-AG（1,5-アンヒドログルシトール）を大量に含みます。糖尿病患者さんで遠志を含む（加味）帰脾湯や人参養栄湯を服用している場合、1,5-AGを測定すると異常高値を示すことがあるので、要注意[2]。

[参考文献]
1) Iwata H,et al.Inhibition of human liver microsomal CYP3A4 and CYP2D6 by extracts from 78 herbal medicines. J Trad Med. 2004;21:42-50.
2) 龍野一郎,他.オンジを多く含む漢方薬（人参養栄湯）の血清1,5-アンヒドログルシトール(1,5-AG)値に及ぼす影響.糖尿病.2002;45(8):583-587.

Q7. 妊娠中や授乳中は服用しても大丈夫？
A7. ダメなものももちろんあります！

　妊娠中の薬剤使用は非常に難しく、漢方薬も例外ではなく、積極的に使用できるかと問われたら何とも答えようがありません。妊娠0〜3週はAll or Noneの法則であり、影響は問題ないとされます。妊娠4〜7週は器官形成の絶対過敏期で最も薬剤の影響を受けやすくなっており、漢方薬もあまり使用したくない気分に。妊娠8〜15週は影響が小さいものの形態異常の可能性があり、妊娠16週から分娩までは形態異常の可能性が低いものの、胎児の発育や機能に影響を与えることがあります。

　これまでの知見から妊娠中や授乳中に使用すべきでない生薬がある程度分かっており、以下に示します。

妊娠
牡丹皮、益母草、蘇木、桃仁、紅花、大黄、麻黄、黄連、黄柏、附子、薏苡仁、芒硝、牛膝、枳実、呉茱萸など

授乳

大黄、麻黄、附子など

　これらを含む漢方薬の中で本書（コラム以外）に出てくるものは四逆散（枳実）、加味逍遙散（牡丹皮）、大柴胡湯（大黄、枳実）、加味帰脾湯（牡丹皮：東洋と太虎堂の2社）、柴胡加竜骨牡蛎湯（大黄：ツムラ以外）、六味丸（牡丹皮）、黄連解毒湯（黄連、黄柏）、桃核承気湯（桃仁、芒硝、大黄）、桂枝茯苓丸（桃仁、牡丹皮）、半夏白朮天麻湯（黄柏）となります。妊娠中や授乳中は避けましょう。

chapter 3

漢方処方レシピ集

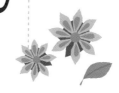

ここからは、精神疾患に漢方を処方できるようになるために、
精神疾患の理解を深め、漢方的な考え方もお伝えします。
そして、その疾患に有用な方剤を紹介し、
さらに架空の症例を用い具体的な処方を複数提示します。

⟨1⟩ 抑うつ

数多くの鑑別・併存

　抑うつ状態では、気分や身体がおっくうに感じ、食欲はないかあっても味気なく、美味しいものを美味しく思えません。思考は頭が空回りしたり鈍って回らなくなったりで集中できず、ふさぎ込みながらもイライラしてきます。対人関係と睡眠不足が発症やその維持に関わるでしょう。

　抑うつをもたらす身体疾患や薬剤は数多あり、まずはそこから。精神症状があっても、特に初回エピソード（中高年ならなおさら）、産後、神経症状の存在、意識レベルや認知機能のわずかな低下などは身体疾患を強く疑わせます。そして、身体疾患や薬剤性をくぐり抜けても、抑うつでは双極性障害との鑑別が重要（注1）。もちろん、心疾患やがんや慢性疼痛など、抑うつを併存しやすい身体疾患もあります。鑑別と併存の視点を持ち、しっかり治療をすることが大切。

漢方的にどう考える？

　エネルギーの不足と停滞の両方が絡みます。"うつ"は全体的にダウンする印象ですが、"鬱"という漢字が意味するように、"うっそう（鬱蒼）としている"ことも。うつ病患者さんの自殺は、"うっそうとしている"エネルギーが最悪の形で噴出してしまったと解釈できます。

　エネルギー不足は"疲労"や"機能低下"です。朝起きてもすぐベッドに入りたくなるほど身体が重く、ガソリン自体がないような状態なら、エネルギー不足が前面に出ています。食欲や性欲が落ちるのもまさにエネルギー

不足ですね。「その気が起きない」のであり、全体的にダウン。

いっぽう、エネルギー停滞はまさに"おっくう"、そして"イライラ"の一部として表現されます。前の項目（→P.28）でお話ししたように、エネルギーのスムーズな流れが阻害されると分子運動が激しくなるため、"熱"が生じやすくなります。また、その阻害から乱流そして風が生まれ、気分も落ち着かなくなります。よって、エネルギーの停滞では、気分が塞がったり、その行き場もなくイライラしたりするのです。ガソリンの問題よりエンジンが動いてくれません。「気持ちはあるんです。でも身体が動かなくて…」であれば、エネルギー停滞が主な病態。問診でもそこを意識して聞いてみましょう。

意欲の低下が著しいタイプ、意欲はあるけど身体が動かないタイプ、思うように行かないこころと身体にイライラするタイプ…。抑うつもいくつかタイプがありますが、多くの患者さんはエネルギーの不足と停滞の両者が混じっているため、治療の原則としては図9のようになるでしょう。代表的な漢方薬を、エネルギー不足を補うものとエネルギー停滞を攻めるものに分けていくつか紹介します。

図9. エネルギーの不足と停滞に分けて考える

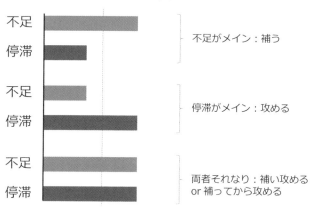

注1）特に軽躁病エピソードは、人によっては"見すぎ"となり、過剰診断に陥りますが…。何はともあれ、疑わしければ、外れていても良いので精神科に紹介をしてください。

活用できる方剤

　最初から多く提示すると大変なので、ここでは代表的なものを示し、他は以降に譲ります。これらを単剤で、もしくは併用して治療します。各方剤の紹介ページでは最初にレスポンダー所見を示します。当てはまりそうな患者さんがいたら、その方剤をメインに使用してみましょう。

抑うつで紹介する方剤と構成生薬

● **六君子湯**
人参、朮（白朮or蒼朮）、茯苓、半夏、陳皮、大棗、甘草、生姜

● **補中益気湯**
人参、朮（白朮or蒼朮）、黄耆、当帰、陳皮、大棗、柴胡、甘草、生姜、升麻

● **十全大補湯**
黄耆、桂皮、地黄、芍薬、朮（白朮or蒼朮）、川芎、当帰、人参、茯苓、甘草

● **香蘇散**
香附子、紫蘇葉、陳皮、甘草、生姜

● **半夏厚朴湯**
半夏、茯苓、厚朴、紫蘇葉、生姜

● **苓桂朮甘湯**
茯苓、朮（白朮or蒼朮）、桂皮、甘草

● **四逆散**
柴胡、芍薬、枳実、甘草

● **加味逍遙散**
柴胡、芍薬、当帰、茯苓、朮（白朮or蒼朮）、山梔子、牡丹皮、甘草、生姜、薄荷

● **大柴胡湯**
柴胡、半夏、生姜、黄芩、芍薬、大棗、枳実、大黄

※ メーカーによって構成生薬が少し異なる場合があります。

　では、61ページより抑うつに有用な方剤、72ページより具体的な処方レシピを紹介していきましょう。

1 抑うつ×エネルギー不足を補うもの

六君子湯
● りっくんしとう

[レスポンダー／普段から胃が弱くてあまりたくさん食べられない人]

方剤のまとめ

六君子湯　43番	
日本漢方の虚実	虚証
不足・停滞	エネルギー不足を補う うるおい停滞を軽く攻める
レスポンダー	普段から胃が弱くてあまりたくさん食べられない
注意	うるおい不足の患者さんには合わないかも
その他	単なる胃薬ではない 香蘇散を合わせると効果アップ 四逆散と合わせると心身の緊張が強い患者さんの消化器症状 (呑気症など) に効果的

　単なる胃薬ではなく、エネルギー不足を補うところがポイント (注2)。元来あまり胃が丈夫でないというのが条件。機能性ディスペプシアに用いられるものの、特に有効なのは"もともと食が細い人"になるのです。

　まさに"君子"としてエネルギーを補いますが、いっぽうでうるおい (特に体液面) を削ぐ傾向にあります。長期使用では注意が必要で、カラカラに乾いている人や空咳のある人にはあまり向きません (注3)。この六君子湯は四君子湯という方剤に2つの生薬 (半夏と陳皮) を足したものであり、これらが胃を健やかにしますが、同時にうるおいを攻める作用を持つのです。これは、うるおいがたまり過ぎると胃の調子が悪くなると漢方的に考えられるため。うるおいを削がず純粋にエネルギーを補いたいのなら四君子湯が適切なのですが、採用を考えると六君子湯の方が圧倒的にメジャーですね。

　代表的な併用は香蘇散で、胃を健やかにする作用がアップします。四逆散とも合わせることがあり、心身ともに緊張している患者さんの消化器症状に用います。

注2) 日本漢方では虚証用の方剤。これに限らず、不足を補うものは原則として虚証向き (体力がない、体格が細い) です。

注3) 乾燥を強くしてしまい、特に脆弱な肺を傷めてしまいます。

補中益気湯
● ほちゅうえっきとう

[レスポンダー／疲れて身体が重く感じる人]

方剤のまとめ

補中益気湯　41番	
日本漢方の虚実	虚証
不足・停滞	エネルギー不足を補う
レスポンダー	元気がなく、身体が重く感じる人
注意	たまに気分を上げすぎてしまう 決していい味ではない
その他	わずかにエネルギー停滞を攻めてうるおい不足を補う 平滑筋や横紋筋を引き締める作用あり

　読んで字のごとし。これに含まれる生薬が横紋筋や平滑筋をキュッと引き締めるので、筋肉の弛緩や身体の重さを改善します。そのため、添付文書に胃下垂や脱肛の記載があります。ただ、内臓の平滑筋にまでは実際のところ効きづらく、これだけで脱肛はほとんど治りません。

　基本的に使用するのは、身体が重く感じて横になっていた方が楽、立っているのもつらいという時（注4）。「身体が重くて、ここにお布団があったら入りたいくらいですか？」という質問にYESであれば、私は処方するようにしています。引き締め作用を有するため、緊張が強くて常に筋肉に力が入っているようなタイプにはあまり使用しません。また、風邪をひいたあとの体力低下にも用いられます。私もお世話になっていますが、味は美味しいとは決して言えません…。

　また、引き締め効果によって時おり気分を上げすぎてしまい、それが焦り感やイライラ感につながることも。私は双極性障害（躁うつ病）のうつ病相に使用して躁転を起こしてしまった手痛い失敗が二度あります（注5）。

注4) 顔がぬれて弱ったアンパンマンを想像すると良いでしょうか。
注5) 「漢方も薬なんだな…」と改めて実感した瞬間です。

十全大補湯
● じゅうぜんたいほとう

[レスポンダー／元気がなく、寒が関わっていそうで、うるおいのない人]

方剤のまとめ

十全大補湯　48番	
日本漢方の虚実	虚証
不足・停滞	エネルギー不足を補う うるおい不足を補う
レスポンダー	元気がなく、寒が関わっていそうで、うるおいがない (枯れた感じ)
注意	温める
その他	高齢者限定ではない

　エネルギーを補いますが、六君子湯とは逆にうるおいもしっかりとカバー。まさに十全に補ってくれるわけですね。うるおい不足は、高齢者を想像すると良いでしょう。乾燥した肌、やせ細った四肢、コンコンという空咳、乾いた舌、きしむ関節…。赤ちゃんの正反対ですね。もちろん高齢者専用というわけでは決してなく、うるおい不足の症状があれば若年でも使用候補に挙がります。

　そして、温める作用を持つ方剤でもあります。枯れた高齢者は十分な熱を産生できないので、それを補ってくれるというわけ。逆に暑がりの人には向きづらいと言えます。また、重だるい感じを引っ張り上げる補中益気湯のような作用はあまり期待できません（その生薬が含まれないので）。「手足におもりがついて鉛のようだ…」というのであれば、やはり補中益気湯が合います。

1 抑うつ×エネルギー停滞を攻めるもの

香蘇散
● こうそさん

[レスポンダー／何となく恐縮している人。"プチうつ"の人]

方剤のまとめ

香蘇散　70番	
日本漢方の虚実	虚証
不足・停滞	エネルギー停滞を軽く攻める
レスポンダー	何となく恐縮、"プチうつ"
注意	特になし
その他	ライトで使いやすい 六君子湯、四逆散、大柴胡湯など、他の方剤のサポートにもなる

　停滞を攻めますが非常に温和な効き方であり、エネルギー不足を気にせず使用可能です（注6）。声もボソボソと元気がなく、筆圧が弱いような患者さんに向く、と言われます。個人的には、周りに遠慮しがちで自分の意見を素直に言えない女性というイメージ。スッと軽く効いてくれます。他には、エネルギーがめぐらないことで頭が重くなる、身体のどこかがちょっと痛むなどにも有効。消化管の動きが停滞して調子がすぐれないという時にも良いですね。

　エネルギーは停滞がそれほど強くなく、もともと不足気味、という時が使う目安。停滞が強い場合には力不足です。これを受け付けないような（服用して調子が悪くなるような）患者さんだと、漢方自体が合わないのかもしれません。

　私自身は単剤でこれを出すことはあまりなく（注7）、多くは他の方剤（特に六君子湯、四逆散、大柴胡湯）のサポートとして使用しています。補佐役として有能なのが香蘇散、ですね。

注6）日本漢方では弱々しい虚証用です。
注7）エキス製剤だとちょっと効果が薄いと言われます。

半夏厚朴湯
● はんげこうぼくとう

3 漢方処方レシピ集 1 抑うつ

【レスポンダー／身体の一部につまるような症状のある人。用意周到な人】

方剤のまとめ

半夏厚朴湯　16番	
日本漢方の虚実	中間証〜やや虚証
不足・停滞	エネルギー停滞を攻める うるおい停滞を攻める
レスポンダー	身体の一部につまるような症状, 用意周到 (メモの証)
注意	うるおい不足の患者さんには合わないかも
その他	抑うつに広く用いられる 甘草を含まない 柴朴湯 (96番) は半夏厚朴湯のパワーアップ版

　停滞を攻める代表選手で、香蘇散より攻撃力が高め (注8)。喉の違和感が使用目標で、『金匱要略』という昔々の中国の医学書に「婦人、咽中炙臠有るが如きは半夏厚朴湯之を主る」とあります。しかし、それだけでなく身体のどこかがつまったような痛みや不快感のある時に主力となります。しかも、"つまる"ことから吐き気にも応用できると連想 (食べ物がつまって胃に入らない)。

　レスポンダーは"メモの証"と言われ、事前にノートや問診票に病状の過程をびっしりと書いてくる用意周到さと指摘されます[1]。筆圧も強く、少し勢いを感じるようなメモ。

　うるおいの停滞を攻める作用も持っており、長期に使用する場合は削ぎすぎに要注意 (注9)。病院によっては、半夏厚朴湯ではなく、これと小柴胡湯という方剤が合わさった"柴朴湯"が採用になっていることも (注10)。半夏厚朴湯のパワーアップ版と言えますが、うるおい不足にはさらに注意。

注8) 日本漢方では中間証〜やや虚証に用いられます。しかし、それにこだわって適応を狭くしてしまうともったいない。

注9) うるおいを攻めすぎると干からびてしまいます。乾燥に最も弱い肺が最初にやられることが多く、間質性肺炎の副作用が出てしまうかもしれません。

注10) 柴朴湯は虚証と実証の中間である"中間証"に用いる、と日本漢方では言われます。

抑うつ×エネルギー停滞を攻めるもの

苓桂朮甘湯
●りょうけいじゅつかんとう

[**レスポンダー／立ちくらみや動悸があり、朝が弱くて夜の方が身体は軽いという人**]

方剤のまとめ

苓桂朮甘湯　39番	
日本漢方の虚実	虚証
不足・停滞	うるおい停滞を攻める エネルギー停滞を軽く攻める エネルギー不足を補う
レスポンダー	立ちくらみや動悸があり、朝が弱くて夕方以降のほうが身体は軽い
注意	やや甘草が多め（一日量で2.0 g） 苓姜朮甘湯という名前の似た方剤がある
その他	起立性調節障害にも有効 気圧や天候の変化で症状が悪化する時にも有用

　エネルギーとうるおいは相補的であり、うるおいが滞るとエネルギーもほどよくめぐりません。この方剤はうるおいの停滞、特に体液の偏りを整えてエネルギーのめぐりを良好にするのが主な作用。

　使用目標は「血圧が低くて朝が弱いんです」という人（注11）。特に朝の不調が目立ち、夕方以降は身体が楽になります。立ちくらみや動悸は、脳や心臓に回るはずの体液が分配されないため生じると考えます。エネルギーとうるおいをめぐらせ、必要な体液を特に上半身に運ぶのがこの方剤の特徴。また、体液の偏りを改善する方剤は気圧や天候の変化で症状が悪化する時にも有用です。

　血圧がやや低めで立ちくらみがあればまず使ってみましょう。これだけで疲労感が軽くならなければ、補中益気湯などエネルギー不足を補う方剤を合わせて用います。動悸に関しては、「**3 漢方処方レシピ集の 2 不安**（→P.82）」で出てくるパニック症に他剤と併用されることもありますが、これは発作的な症状に有効なためです。また、"苓姜朮甘湯"（りょうきょうじゅつかんとう）という似た名前の方剤があるので、間違えないようにご注意を。

注11）こんな発言をするのは日本漢方の虚証に多いですね。確かに実際の臨床でもどちらかというとそのタイプに用います。血圧が高めの人にはまず使用しません。

四逆散
●しぎゃくさん

[レスポンダー／真面目で緊張の強い人。緊張で手が冷える人]

方剤のまとめ

四逆散　35番	
日本漢方の虚実	中間証〜やや実証
不足・停滞	エネルギー停滞を攻める
レスポンダー	真面目で緊張, 緊張で手が冷える, 管腔臓器の緊張
注意	えぐみがある (おいしくない)
その他	うるおい不足にはある程度配慮がある (芍薬と甘草) 他の方剤と合わせることも多い

　"柴胡"という生薬をメインに据えたものが"柴胡剤"(注12)。エネルギーの停滞を攻める力が強く、精神科領域では多用されます。特に昨今はストレスの多い社会で、自律神経のバランスの乱れがエネルギー停滞を引き起こし、抑うつの一因になると言えるでしょう。そのストレスによるエネルギー停滞を緩和する代表が"柴胡"。もちろん、半夏厚朴湯や香蘇散もその作用を持ちますが、やはり柴胡剤というグループが頭ひとつ出ています。

　四逆散はそのひとつで、バランスのとれた方剤。攻めすぎないような配慮もなされており、使い勝手が良いのです (注13)。

　効果を示すのは、真面目でため息をつく人の抑うつ。真面目な人は常に気を張っており、さらに緊張すると手が冷たくなっていき、じんわりと手汗をかくことが多いのです (注14)。そんな人に向くのが四逆散。他にも管腔臓器の緊張に向きます。私はこれを頻用しますが、多くは六君子湯、香蘇散、他の柴胡剤と合わせます。良い方剤ですが飲みやすいとは言いづらい印象で、「ちょっと飲めませんでした…」という患者さんも。

注12) 厳密には柴胡と黄芩の組み合わせが"柴胡剤"なのですが、ここでは柴胡がメインの方剤をすべて柴胡剤というグループとします。
注13) 日本漢方では中間証からやや実証向きと言われます。でもそれに関係なく使うべきでしょう。
注14) この手の冷えは冷え症と異なり、あくまでも緊張で冷えるのです。

1 抑うつ×エネルギー停滞を攻めるもの

加味逍遙散
● かみしょうようさん

[レスポンダー／便秘気味で虚勢を張っており、のぼせやイライラの
ある人。女性なら月経関連の症状あり]

方剤のまとめ

加味逍遙散　24番	
日本漢方の虚実	虚証
不足・停滞	ブロード (万遍なくカバー) だがやや軽い
レスポンダー	便秘気味で虚勢を張る, のぼせやイライラ, 月経関連の症状
注意	熱をやや冷ます 甘草の量をやや多めにしている製薬会社もある (一日量で2.0 gと1.5 gの違い) 長年の使用で腸間膜静脈硬化症のリスク
その他	ブロードな分、力不足を感じることもある 必要に応じて他の方剤を追加

　四逆散にうるおいの不足と停滞への配慮を強め、かつエネルギー不足にも補います (注15)。ほぼ全方位に関わるものの効果は弱めで、特に精神症状には力不足 (注16)。そのため他の方剤を追加し、中でも月経前の精神症状なら、桃核承気湯を症状が起こる期間のみ併用することも。

　基本的には、月経や更年期が症状に関与しており、かつイライラやのぼせのある便秘の女性、と言えそうです (合いそうであれば男性にももちろん使用可能)。話がしつこくて、診察室を出ていく間際に「あ、そうそう」と言ってまた話し出すという、治療者が「もー！」とイライラしてしまう人が典型例でしょう (注17)。ただ、方剤がエネルギー不足にもある程度対応しているように、最初から馬力のある人でなく虚勢を張っている印象。

　更年期障害への未発表のDB-RCTでは、プラセボが効きすぎて有意差がつきませんでした[2]。なぜ未発表かは神のみぞ知る？

注15) 日本漢方の虚証用にカスタマイズされていると言っても良いでしょう。
注16) SFC版FF IVのセシルの技「あんこく」を思い出しましょう。「あんこく」は、全体攻撃ですが与えるダメージが少ないのでした。
注17) 治療者側がイライラしてしまう、というのが意外に重要。加味逍遙散が効くと、口数はあまり減らなくてもお互いの態度が柔和になります。また、合うのなら男性にも O.K.

大柴胡湯
● だいさいことう

[レスポンダー／ 便秘がちで寒の関わりがないのが前提。抑うつとイライラが入り混じる人、心窩部～季肋部の張りがある人]

方剤のまとめ

大柴胡湯　8番	
日本漢方の虚実	実証
不足・停滞	エネルギー停滞を攻める うるおい停滞を攻める
レスポンダー	便秘気味で寒の関わりがない，抑うつとイライラが入り混じる，心窩部や季肋部の張り
注意	熱を冷ます エネルギーとうるおいを削ぐ！
その他	精神症状には四逆散や香蘇散と合わせることが多い 甘草を含まない

　柴胡剤のひとつである大柴胡湯は、イライラや抑うつの強さ、換言すればエネルギー停滞の強い時（中医学的な"実証"）が選択肢にあがり、特に心窩部～季肋部の張りがあるとレスポンダーに近づきます（注18）。"横隔膜周辺のしなやかさがなくなっている"とイメージしても良いでしょう。逆流性食道炎や機能性ディスペプシアにも有効なのです。

　しかし、攻める力が非常に強いため、エネルギーやうるおいを削ぐ傾向にあるのは覚えておきましょう。そして、生薬に大黄という下剤成分が含まれるため下しやすい人には向かず、方剤自体は熱を冷ます傾向にあります。エネルギーやうるおいの不足があるようなら単剤では使用せず、それらを補う方剤（補中益気湯や十全大補湯など）も合わせて使い、一定の配慮をしておくことも重要（注19）。ちなみに私は精神症状に対して単剤で用いることは少なく、もっぱら香蘇散や四逆散を合わせています。大柴胡湯の対象を体格や体力で判断せずに考えられるようになれば、精神症状への対応にもだいぶ広がりが出てくるでしょう。

注18）日本漢方では"実証"、すなわち体格の良さや体力のあることが条件になっていますが。
注19）こんな使い方はマイナー派ですが、個人的には合理的だと思っています。

抑うつへの漢方治療まとめ

　ここまで登場した方剤を用いて、抑うつにどう対処していくか図にしてみましょう（図10）。病態に応じてエネルギーの停滞を攻めるもの、エネルギーの不足を補うものを単剤で、もしくは併用して治療に当たります。苓桂朮甘湯はエネルギーの不足を補う作用と停滞を攻める作用の両方を相応に持つので、図10のような位置付けとしました。また、抑うつやイライラが強ければ、やはり柴胡剤の出番が多くなります。

図10.　抑うつへの漢方治療まとめ

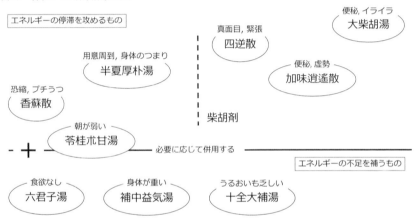

　ここに登場していない方剤は、「**3 漢方処方レシピ集の 2 不安**」や「**3 不眠**」など以降の項目で登場するので、それらもレスポンダー所見などに応じて使用していきましょう。ただし、以降の項目でもそうなのですが、このまとめの図はあくまで原則です。処方レシピではそれに則っていない例もあえて紹介しているので、状況に応じて様々な処方の仕方が存在します。

[参考文献]
1) 花輪寿彦.漢方診療のレッスン.金原出版.2003.
2) 水沼英樹,他.更年期障害に対する加味逍遥散のプラセボ対照二重盲検群間比較試験.厚生労働科学研究費補助金 疾病・障害対策研究分野 循環器疾患・糖尿病等生活習慣病対策総合研究.2013.

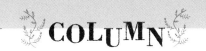

4 エビデンスとEBMは違うんです

　EBMは勘違いされがちで、とっても困っています。「何でもエビデンスに当てはめて治療すること＝EBM」では決してありませんよ。

　EBMは病気と人をきちんと見ていく姿勢であり、コラム3（→P.35）の言い方を借りれば"人with疾患"の目線なのです。その患者さんのことを思い、その患者さんにとって最善の治療を頭いっぱいめぐらせていくことです。EBMと言えばSackett先生なのですが、彼の定義は以下の通り[1]。

　Evidence based medicine is the conscientious, explicit, and judicious use of current best evidence in making decisions about the care of individual patients. The practice of evidence based medicine means integrating individual clinical expertise with the best available external clinical evidence from systematic research.

　"個々の患者さんのケアについて"と、きちんと述べられています。エビデンスを参考にして、その患者さんの生活・人生を考えて治療をしていくことがEBM。文献的な知識だけで医療を行なうわけでは決してありません！　そこをお間違えなきよう。だから個別性を大事にしている漢方治療だって、EBMと言えばEBMなのです（たぶん）。

[参考文献]
1) Sackett DL,et al.Evidence based medicine:what it is and what it isn't.BMJ.1996 Jan 13;312(7023):71-2.PMID:8555924

1 抑うつ×処方レシピ

Case 1　40代男性　自動車会社の社員

　会社の人事異動で仕事が変わってついて行けなくなって。自分でこれまでの経過をまとめてきたので、ちょっと見てください。そこに書いてますけど、その異動から気分がおっくうになってきて。でも人間関係も難しくて、特に上司がきつくて会社でずっと緊張している状態です。食欲は少し落ちましたね。疲労感もちょっと。睡眠時間は6時間くらいで、少し早く眼が覚めます。イライラもしますけど、他人より強いわけではないと思います。週末はやっぱり気が楽です。その時に趣味のことをして気を紛らわしていますね。他に困ることは、何となく左胸がグッと痛くなる時が。1分も続きませんが…

その他の所見

口渇なし、便秘なし、体力は普通、暑がりでも寒がりでもない。
中肉中背の真面目な男性であり、診察室でも礼節を保ち、やや緊張しがちに話す。皮膚や頭髪などは年相応である。

処方までのアプローチ

体格と体力（注20）	中肉中背、体力は普通。
エネルギー不足	食欲はやや低下、疲労感は軽度あり。
エネルギー停滞	おっくう感がメイン、イライラは少ない。左胸がグッと痛む時がある。
うるおい不足	特になし。
うるおい停滞	特になし。
寒と熱	思い当たるところはない。
レスポンダー所見	症状の経過をWordファイルで作成して持ってくる。左胸の痛み。

first recipe （ファーストレシピ） | 半夏厚朴湯　4包／day

　この患者さんでは、エネルギーの軽い不足とまずまずの停滞が見られます（注21）。左胸の痛みというのは、身体の一部のエネルギー停滞所見と考えて処方を組み立てます（効果がなければ他の所見として考慮？）。うるおいの大きな不足はなさそうと暫定的に判断し、"メモの証"というレスポンダー所見も参考に、エネルギー停滞を攻める半夏厚朴湯をまず選択。半夏厚朴湯は喉の違和感だけを目標にするのはもったいなく、身体の一部の違和感や疼痛、嘔気などにトライしてみるべきものです。今回、エネルギー不足を補う方剤はとりあえずなしにして経過を見てみます。もちろん睡眠の指導は欠かさずしておきましょう。

Second recipe （セカンドレシピ） | 四逆散　2包／day ➕
香蘇散　2包／day

　効かなければ、エネルギー停滞をより攻める柴胡剤を選択。レスポンダー所見をさらに聞いてみて、合いそうなものを処方しましょう。便秘がないことや緊張しがちなことから、四逆散を選んでみました。香蘇散も軽くエネルギーをめぐらせ、胃の不調や身体の痛みを軽くしてくれます。疲労感や食欲低下が強くなってくるようだと、エネルギー不足を補う方剤をチョイスした方が良いでしょう。繰り返しですが、"量を多くする"、"併用する"では、副作用、特に甘草によるものに注意してください。

注20) 私自身は体格と体力もあまり考慮しませんが、日本漢方の目安として記載しています。

注21) 日本漢方でいえば虚証と実証の中間辺り、いわゆる"中間証"というものに該当します。以降のケースでも、この注の欄で患者さんの"証"を述べておきます（体格と体力を主に参考にして）。

1 抑うつ×処方レシピ

Case 2　20代女性　運輸会社の事務

　　きつい上司がいて、仕事に行くのがつらくなってしまって。食欲は、そうですね、なくなってきました。もともとたくさん食べる方ではないんですけど、最近はやっぱり。疲れやすさも、はい。おっくう感というか緊張感でしょうか…。上司と話す時は手先が冷たくなって、汗をかいてしまいます。仕事は真面目にやってきたつもりなんですけど、いつもダメ出しされて…。イライラというよりも緊張感でしょうか…

その他の所見

口渇なし、便秘なし、月経周期は規則的で遅くも早くもない、月経痛なし、やや冷え性だが強くはない、体力はない方。

細身の真面目な女性。身なりはしっかりとしているが、声にはやや力がない印象である。皮膚や頭髪は年相応か。

処方までのアプローチ

体格と体力	細い、体力はない方。
エネルギー不足	食欲低下、疲労感、声に力がない。
エネルギー停滞	きつい上司がおり仕事がおっくう、緊張感。
うるおい不足	月経周期や月経痛など異常なし。
うるおい停滞	月経周期や月経痛など異常なし。
寒と熱	やや冷えはあるが、特にそれが強いわけではない。
レスポンダー所見	食欲が低下し疲れやすい。真面目に頑張るタイプ。緊張すると手先が冷たくなり、手に汗をかいてしまう。

| ファーストレシピ
first recipe | 四逆散　2包／day ➕
六君子湯　2包／day |

　エネルギーは不足も停滞も相応に見られると考え、両方をカバー。うるおいや寒熱には大きな問題がなさそう。緊張感がメインで手に汗をかいてしまうというレスポンダー所見を参考にして、方剤選択しました。四逆散と六君子湯の併用はよく行なわれ、頭痛や消化管の不調を改善する力が強くなります。併用に自信がなければ最初に六君子湯を用い、食欲を立て直してから四逆散に移っても良いでしょう。ただ、ストレスが大きく関与するような食欲減退は、エネルギー停滞にも同時に配慮した方が改善を期待できると考えられます。

| セカンドレシピ
Second recipe | 香蘇散　2包／day ➕
六君子湯　2包／day |

　こちらは四逆散が合わなかった時のもの。ライトな香蘇散を使用してみます（注22）。香蘇散と六君子湯の併用も有名で、特に消化器が弱っている時に選択されます。これでまず消化機能を立て直すと、状況が好転するかもしれません。どんな主訴であれ、消化機能が落ちていたらそこに介入していくというのも方法のひとつです。主訴に照準を合わせて治療していてもなかなか良くならない時に、ちらりと考えてみてください。

注22）日本漢方で考えると、この女性はまさに虚証。六君子湯か香蘇散がやはり合いそうな印象です。

1 抑うつ×処方レシピ

Case 3　40代女性　病院事務

　　大量辞職があって、仕事が大量に回ってきてしまいまして。頑張ってやっていたんですけど、疲れてしまって…。気分も晴れないですね、毎日毎日残業ばかりで。朝から晩まで気を張っていなければなりません。もう少ししたら職員が補充されるみたいなので、そこまでは何とかと思ってはいるんですが…。休日はもうずっと家にいます。外に出ようという気もあまり起きなくて。そうですね、自分でいうのも変ですが、真面目に頑張る方だと思います。いつも頑張りすぎだと言われていて…

その他の所見

やや口渇あり、便秘なし、月経周期は長めで冷えが強い、体力もない。細身であり、外見からも疲労感が強そう。アトピー性皮膚炎のため肌はやや乾燥している。

処方までのアプローチ

体格と体力	細い、体力もない。
エネルギー不足	とにかく疲れている。
エネルギー停滞	おっくう感が強い。緊張感。
うるおい不足	月経周期が長め。肌はやや乾燥。口渇ややあり。
うるおい停滞	月経周期が長め。
寒と熱	冷えが強い。月経周期は長め。
レスポンダー所見	寒の関わり。うるおい不足。緊張感が常にある。真面目に頑張るタイプ。

ファーストレシピ first recipe	十全大補湯　2包／day ✚ 四逆散　2包／day

　「とにかく疲れている」と言い、診察室での外見からも疲弊した印象のため、エネルギーの不足が強いでしょう。肌の乾燥はうるおい不足、冷えは寒と考えます。月経周期が長いのは、うるおい不足と寒の両者と解釈しておきますが、うるおいの停滞もあるかも。エネルギーとうるおい両方の不足をカバーし、寒にも配慮した十全大補湯が合うでしょう。真面目に頑張って疲弊した、ということで、四逆散を併用（注23）。

セカンドレシピ Second recipe	十全大補湯　4包／day

　補う方を重視した併用になります。十全大補湯でエネルギー不足とうるおい不足をカバー。これで補ってから、次に停滞を攻めてみるでしょうか。十全大補湯が胃にこたえるという場合もあり、その時は2包／dayに減量するか、減量した上で香蘇散を2包／day加えてみても良いでしょう。または、漢方のルールである"エネルギーが基盤"を思い出してみると（→P.25）、先に補中益気湯でエネルギーを補ってみても良いかと思います。六君子湯も候補ですが、肌がやや乾燥していてうるおい不足が考えられるので、長期投与は向かないかもしれません（六君子湯はうるおいを攻めるため）。

注 23) 日本漢方的には虚証であり、四逆散が重く感じられるかもしれません。合わなければ香蘇散にしてみても良いですし、不安の項目で紹介する柴胡桂枝乾姜湯（→ P.88）も合いそうです。

1 抑うつ×処方レシピ

Case 4　50代女性　専業主婦

　のぼせたりめまいがしたり、それで更年期障害じゃないかって思っ
て。この前のテレビの○○でやってたでしょ。やだ！知らないの？と
にかく疲れちゃって、何をしてもあんまり面白くないの。ランチに行っ
ても友人が何かと自慢してきてイヤになっちゃう。バッグを買ったと
か旅行に行ってきたとか、わざわざ自慢なんかしなくても良いのにね。
え、いちばん困っていること？やっぱりのぼせと冷えでね。生理もそ
ろそろ終わりそうだし。友人が産婦人科で薬をもらったらしいけど太っ
たみたいで。薬って太るでしょ。だからあんまり飲みたくなくて。あ、
そうそう、腰も最近ちょっと痛くなってきて。それでね…

その他の所見

口渇なし、やや便秘、月経周期は不規則、下腿に軽度の浮腫あり、体力は
ない方、もともとは暑がりでも寒がりでもなかった。
中肉中背の女性。よく話すものの話の内容は治療者が修正しなければなか
なかまとまらない。皮膚はやや荒れている印象。

処方までのアプローチ

体格と体力	中肉中背、体力はないと話す。
エネルギー不足	とにかく疲れる。
エネルギー停滞	何をして面白くない。友人の言葉にイライラする。
うるおい不足	月経はそろそろ終わりそう。肌はやや荒れている。
うるおい停滞	"冷えのぼせ"。軽度の下腿浮腫。
寒と熱	"冷えのぼせ"。友人の言葉にイライラする。
レスポンダー所見	冷えのぼせ。便秘気味。診察室では、おっくうと言い ながらもよく話すが、話の内容はとりとめない。

first recipe（ファーストレシピ） | 加味逍遙散　2包／day

　加味逍遙散を出してくださいと顔に書いていそうな女性（と言ったら失礼か）。イライラはエネルギーの停滞と熱の両者を示します。冷えのぼせもあることから、うるおいの停滞が見られ、身体の温かさに偏りが見られています。浮腫もうるおいの停滞、特に体液バランスの偏りですね。「副作用で大変だった」と言われたくないので、少なめから処方（注24）。これで浮腫が改善しなければ「**3**漢方処方レシピ集の**6**向精神薬の減量サポート」で紹介する五苓散（→P.172）を合わせると良いでしょう。

Second recipe（セカンドレシピ） | 加味逍遙散　2包／day ➕
四逆散　2包／day

　加味逍遙散はブロードですがそれぞれへの効果は弱めなので、適宜併用します。イライラが強いようなら四逆散や、「**3**漢方処方レシピ集の**2**不安」と「**3**不眠」で紹介する抑肝散（よくかんさん）（→P.110）や柴胡加竜骨牡蛎湯（さいこかりゅうこつぼれいとう）（→P.87）を追加。疲れが強いようならエネルギー不足を補う方剤を追加しても良いでしょう。加味逍遙散は突出したものがないので、そこをカバーする方剤を必要とすることが多々あります。それを覚えておくと、普段の臨床でも大いに役立つでしょう。単剤で解決することは少ないように思っています。

注24) 日本漢方ではやや虚証寄りと考え、やはりまずは加味逍遙散となるでしょう。

1 抑うつ×処方レシピ

Case 5 　20代男性　システムエンジニア

　そうですね、夏場から疲れやすくなっちゃって、仕事に行く気が。特に朝ですね。身体が動かないし疲れます。前まではエイッと動き出せばそれなりだったんですけど、最近はなかなか身体が動かなくて。夕方とか夜は軽いですね。水分ですか？よく飲みますね。それでお腹いっぱいになったり。立ちくらみも、そうですね。立った時にふわっとしますし、やっぱり血圧が低いからですかね。職場の健診でいつも低血圧って言われてます…

その他の所見

口渇あり、便秘なし、体力は普通、暑がりでも寒がりでもない。
細身の男性。話に淀みはないが、やや疲れた様子である。皮膚や頭髪は年相応。

処方までのアプローチ

体格と体力　　　細身。体力は普通。

エネルギー不足　朝は身体が動かず疲れる。血圧低め。

エネルギー停滞　動かそうと思っても身体が動かない。

うるおい不足　　特になし。

うるおい停滞　　口が渇いて水分をよく摂るせいか、それでお腹がいっ
　　　　　　　　　ぱいになる。動かそうと思っても身体が動かない。立
　　　　　　　　　ちくらみ。

寒と熱　　　　　特に気にしたことはない。

レスポンダー所見　立ちくらみ。血圧低め。朝が弱く夕方以降は楽。

first recipe ファーストレシピ | 苓桂朮甘湯　4包／day

　こんな感じの患者さんは夕方以降に身体が楽になるので周囲からは「サボッているんじゃないのか」と白い目で見られることがあります。起立性調節障害も認知度が低く「登校拒否だ」と受け取られることがありますね。水分の摂り過ぎはうるおいの停滞、特に体液バランスの偏りが想定されます。身体がなかなか動かないのは、エネルギーの停滞もありますが、体液バランスの偏りも噛んでいそうで、エネルギーとうるおいの相互作用が関与しているのでしょう。立ちくらみは、脳に行くはずの体液が停滞してしまって届かないと考えられます。この患者さんは、エネルギーの不足と停滞がうるおいの停滞によって強まっているようです。よって、それを攻める作用を持つ方剤が適切であり、苓桂朮甘湯に白羽の矢が立ちます (注25)。これは"下に溜まって動かないものを上に持っていく"働きがあると理解すると良いでしょう。ただし、甘草がやや多めなので、4包／dayなら偽性アルドステロン症に注意。改善したら減量しましょう。

Second recipe セカンドレシピ | 苓桂朮甘湯　2包／day ➕
補中益気湯　2包／day

　苓桂朮甘湯のみでエネルギー不足をカバーできなければ、補中益気湯を併用してみます。異化＞同化のような印象が強いなら「**3** 漢方処方レシピ集の **2** 不安」に出てくる六味丸 (→P.91) を併用しても良いでしょう。特に小児の起立性調節障害ではこれらの併用を行なうことが多いです。

注 25) この患者さんは日本漢方では虚証寄りになります。苓桂朮甘湯はその観点からも適切でしょう。

② 不安

鑑別が大変

　色んなことが不安になって手に付かない、人前に出るとドキドキしてしまう、発作的に息苦しくなったり動悸がしたりしてしまう…。世の中には様々な不安があります。まさにこころが落ち着かない状況ですね。

　この不安も抑うつと同様に鑑別が多岐に渡りますが、特にパニック症は症状が発作的であり、肺塞栓や心筋梗塞や脳血管障害など、"つまる/破ける"という、いわゆる"管モノ系"を考えねばなりません。もちろん、パニック症の患者さんがこれらの疾患に罹患することもあり、逆もまた然り。

漢方的にどう考える？

不安と不眠は似ており、図11に示す3点によります。

図11. 不安と不眠の解釈

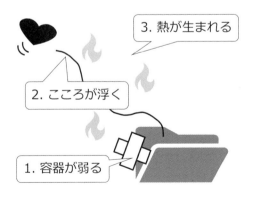

こころの容器が弱ると、こころが浮いて落ち着かなくなり動悸もする

そのこころが動き回れば熱が生まれ（熱運動）、焦りやイライラにつながる

樫尾明彦 編．精神症状×漢方．治療2018年6月号．南山堂．2018．より引用改変

こころの収まる容器が弱るのは、容器という物質面、つまりはうるおいの不足。その多くはエネルギーの不足、そして停滞やそれによる乱流からの風が原因となります「**2**漢方の基礎知識の**4**漢方の理論から病気の種類や程度を見分ける（→P.24）」にあったように、うるおいとエネルギーは相補的。エネルギーの変調（不足・停滞）によってこころの容器に届くはずのうるおいが進めなくなり、風によってこころが煽られます。抑うつと不安は併存しやすいのは、エネルギーとうるおいの相互作用で理解可能です。

　ここでは不安を2＋1種類に分けます。ひとつは"心配"が前面に出てくるタイプ。心配でしかたなく、思い悩んで疲れてしまうものです。ひとつは、神経の過敏さがあり"恐怖感"が強いタイプ。いわゆる対人恐怖や、発作的な症状に恐怖を覚えるパニック症が該当し、嫌な出来事がありそれを夢に見るのもこのタイプ。どちらも一部重なりますが、便宜上このように分けましょう。最後の1種類が"悲しみ"です。不安とは異なりますが、悲しみにとらわれて身動きできなくなっている人も多く、加えました。

　また、ここで紹介する方剤の多くはベンゾジアゼピン受容体作動薬を減らす時のサポートとしても用いられます。これについては、「**3**漢方処方レシピ集の**6**向精神薬の減量サポート（→P.164）」で詳しく見てみましょう。

活用できる方剤

　治療はエネルギーの不足や停滞への配慮をしながら、うるおい不足を補うことが根本。他には、浮いたこころを誘導して容器に戻すことが挙げられます。この作用は、めぐるものの通り道にガードレールを付けるような印象でしょうか。変なところでめぐるものが漏れないように整えてくれます。また、こころが動き回って熱を産んでいれば、その熱を冷ますものも必要になるでしょう。

不安を2＋1種類に分類してそれぞれの方剤を紹介しますが、心配して疲れるタイプと恐怖感の強いタイプはハッキリ分かれるわけでなく、それは同時に使用する方剤もきれいに分類できないことでもあります。心配して疲れるタイプ用の方剤が恐怖感の強いタイプに効くこともあり、逆もまた然り。まず分類に従って処方してみて、合わなければ変更するのが現実的。そして、この項目の最後に、不安への増強療法としての方剤（抗うつ薬に上乗せするアリピプラゾールのような役割）も紹介しておきます。

不安で紹介する方剤と構成生薬

●加味帰脾湯
黄耆、柴胡、酸棗仁、朮（白朮or蒼朮）、人参、茯苓、遠志、山梔子、大棗、当帰、甘草、生姜、木香、竜眼肉（、牡丹皮）

●柴胡加竜骨牡蛎湯
柴胡、半夏、桂皮、茯苓、黄芩、大棗、人参、牡蛎、竜骨、生姜（、大黄）

●柴胡桂枝乾姜湯
柴胡、黄芩、栝楼根、桂皮、牡蛎、甘草、乾姜

●桂枝加竜骨牡蛎湯
桂皮、芍薬、大棗、牡蛎、竜骨、甘草、生姜

●甘麦大棗湯
小麦、大棗、甘草

●六味丸
地黄、山茱萸、山薬、沢瀉、茯苓、牡丹皮

●当帰芍薬散
当帰、川芎、芍薬、茯苓、朮（白朮or蒼朮）、沢瀉

※ メーカーによって構成生薬が少し異なる場合があります。

　では、86ページより不安に有用な方剤、94ページより具体的な処方レシピを紹介していきましょう。

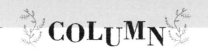

5 せん妄への漢方治療

　せん妄は精神科医がコンサルトを受ける代表的な症状。漢方薬では抑肝散が頻用されていますが、コンサルトを受けるほどのせん妄は過活動型の中の過活動型であり、ルート抜去や暴力などで阿鼻叫喚。抑肝散では、いや漢方薬では収まりません。「コンサルトして処方されたの漢方かよ！（しかも良くならんし！）」というご意見もなきにしもあらず。

　かと言って抗精神病薬はどうなんだと言われるととても厳しい状況であり、周知の通りデメリットも相応にあることから、使用するならば自傷他害（自分を傷つける、他人に危害が及ぶような状況）の時に限って一時的に、とされています[1]。「借金をして（合併症リスクを請け負って）何とか支払う（抑える）」というのが抗精神病薬の立場であります。

　超絶な過活動型に漢方薬は力不足と言えますが、その前に何とか改善に持っていきたいのであれば対応可能でしょう。抑肝散も良いのですが、個人的には酸棗仁湯をオススメしています。過活動型せん妄は"熱"があり、かつエネルギーやうるおいの不足が背景にあるため、その辺りが治療ポイント。酸棗仁湯をベースにして眠りをしっかりととってもらい、そして過活動型という"熱"には、黄連解毒湯を1包、必要なら2包用いて対処します。抗精神病薬を使う前に一度お試しを。基本は予防を兼ねて早めの酸棗仁湯。そして、低活動型にも酸棗仁湯は良いのではないか、と思います。抑肝散よりも攻めず、補う方に働いてくれますし。

[参考文献]
1) Marcantonio ER. Delirium in Hospitalized Older Adults. N Engl J Med.2017;Oct 12 377(15):1456-1466.PMID:29020579

② 不安×心配して疲れるタイプ

加味帰脾湯
● かみきひとう

[レスポンダー／思い悩み疲れる人。昼間の眠気と裏腹に夜は眠れない人]

方剤のまとめ

加味帰脾湯　137番	
日本漢方の虚実	虚証
不足・停滞	エネルギー不足を補う うるおい不足を軽く補う
レスポンダー	心配性で思い悩んで疲れる，昼間の眠気とは逆に夜は眠れない
注意	熱を冷ます 長年の使用で腸間膜静脈硬化症のリスク 生薬に牡丹皮を含める製薬会社がある
その他	うるおい不足を補う力はそれほど強くない ベンゾジアゼピン受容体作動薬の減量サポート

　帰脾湯がオリジナルで、それにイライラやのぼせを軽くする熱冷ましを"加味"したものが、加味帰脾湯です。こちらの方が採用されていることが多いですね（注1）。牡丹皮という生薬を入れている製薬会社もあります。

　この方剤の大きな特徴は、エネルギー不足を補う作用を持つ点であり、そのため思い悩んで"疲れる"タイプに有効。もちろん、抑うつの"エネルギー不足を補う方剤"でも使用可能。こころの容器をうるおす、浮いたこころを誘導して戻す、熱を冷ますという不安の三要素すべてに関与しますが、それぞれの働きは強くありません。必要に応じて他の方剤との併用を。

　この方剤が合うのは、その人にとって大きな出来事があり、それにショックを受けて心配でたまらなくなり、疲れて外見もやつれてきた、というような状況になります。心配性と言って良いでしょう。

　不安と不眠は漢方的に似たものとお話ししましたが、この方剤は不眠にも用いられます。特に昼間は眠いのに夜になってお布団に入ると寝られなくなるという人に向きます。ただ、睡眠作用が強いわけではありません。「**3 漢方処方レシピ集の3 不眠**（→P.106）」で改めて紹介しましょう。

注1）どちらも日本漢方では虚証向きとされています。

② 不安×恐怖感の強いタイプ

柴胡加竜骨牡蛎湯
● さいこかりゅうこつぼれいとう

[レスポンダー／緊張が強くて具体的な恐怖感の強い人 （「○○が怖い」という人）]

方剤のまとめ

柴胡加竜骨牡蛎湯　12番	
日本漢方の虚実	実証
不足・停滞	エネルギー停滞を攻める
レスポンダー	緊張が強くて具体的な恐怖感を抱く
注意	熱を冷ます エネルギーとうるおいを削ぐ！
その他	ツムラは大黄を含まない (攻める力が弱くなっている) 甘草を含まない ベンゾジアゼピン受容体作動薬の減量サポート

　竜骨や牡蛎という生薬は、風を鎮める働きがあり、またこころを誘導して戻します。これらを含む方剤は、狭いところが怖い、物音に過敏に反応する、人前で話すのが怖くなる、という人に向きます。心配性に効果を示すこともあり、ブロードな使用が可能。パニック症には苓桂朮甘湯や甘麦大棗湯との併用が多いです。

　柴胡加竜骨牡蛎湯は柴胡剤のひとつであり、主にエネルギー停滞によってこころの容器にうるおいが届かなくなったタイプに用います (注2)。そのため抑うつにも使用可能。他に熱冷ましの作用があるものの、直接こころの容器を回復したり (うるおわせる) エネルギーを補ったりはせず、その点でバランスを欠いています。うるおい自体が足りない場合はそれを補う方剤を、これのみでエネルギー停滞が解除できなければそれを攻める方剤を合わせます。例えば、前者では当帰芍薬散、後者では四逆散など。

　ツムラの方剤には大黄が入りません。大黄は攻撃力の高い生薬であり、うるおいやエネルギーの停滞を攻めます。それが含まれないと攻める力がやや落ちるものの、使いやすさは向上しているとも言え、一長一短。

注2) 日本漢方では、体力の充実した実証向けとされます。

② 不安×恐怖感の強いタイプ

柴胡桂枝乾姜湯
● さいこけいしかんきょうとう

[レスポンダー／柴胡加竜骨牡蛎湯を使いたい時でエネルギー不足や うるおい不足が見られ、やや冷えのある人]

方剤のまとめ

柴胡桂枝乾姜湯　11番	
日本漢方の虚実	虚証
不足・停滞	エネルギー停滞を攻める エネルギー不足を軽く補う うるおい不足を補う
レスポンダー	柴胡加竜骨牡蛎湯を使いたいが、冷えがありエネルギーやうるおいが不足
注意	温める 甘草はやや多め (一日量で2.0 g)
その他	当帰芍薬散を合わせると効果アップ

　竜骨と牡蛎のうち、牡蛎のみを含みます。先述の柴胡加竜骨牡蛎湯はエネルギー停滞をもっぱら攻めるものであり、うるおい不足に注意が必要でした。いっぽうこれは、うるおいへの配慮があるという点が特徴 (注3)。攻める力もそれほど強くないため、使いやすく不安や抑うつに頻用されます。柴胡加竜骨牡蛎湯と柴胡桂枝乾姜湯は精神科領域の漢方薬では外せない2方剤と言えるでしょう。

　適応となるのは、柴胡加竜骨牡蛎湯の合いそうな症状の患者さんだけれどもエネルギー不足やうるおい不足が気になるという時。「口唇の荒れが目立つ時に使え」というエキスパートオピニオンがあるように、うるおい不足が使用目標となります。栄養素・内分泌面のうるおい不足がさらに気になれば当帰芍薬散を合わせ、エネルギー不足をカバーしたければ (加味) 帰脾湯などの補う方剤を合わせます。また、柴胡加竜骨牡蛎湯は熱を冷ます作用を持ちますが、柴胡桂枝乾姜湯はやや温める方に向きます。非常に対照的な2剤ですね。違いをしっかりと覚えましょう。

注3) 日本漢方では、柴胡加竜骨牡蛎湯が実証向け、柴胡桂枝乾姜湯が虚証向けとなっています。

桂枝加竜骨牡蛎湯
● けいしかりゅうこつぼれいとう

レスポンダー／柴胡桂枝乾姜湯よりもエネルギー不足が気になる人。
緊張で汗をかくような人

方剤のまとめ

桂枝加竜骨牡蛎湯　26番	
日本漢方の虚実	虚証
不足・停滞	エネルギー停滞を軽く攻める エネルギー不足を軽く補う うるおい不足を軽く補う
レスポンダー	柴胡桂枝乾姜湯よりエネルギー不足, 緊張で汗をかく
注意	温める 甘草はやや多め (一日量で2.0 g)
その他	温和でライトな方剤 "漏れ" を防ぐイメージ

　柴胡加竜骨牡蛎湯と名前が非常に似ていますが、先述の2剤と異なり柴胡剤ではありません。使用するタイミングは、柴胡桂枝乾姜湯よりもさらにエネルギー不足がある時、と考えて良いかと思います。エネルギーとうるおいを軽く補います (注4)。この方剤も精神科領域で使用頻度は高いもののひとつ。作用自体はとてもマイルドで使いやすいと言えるでしょう。柴胡を含まないためエネルギー停滞を攻める力は弱く、突破より立て直しがメインになります。

　生薬の桂皮、芍薬、竜骨、牡蛎は汗などの体液が"漏れ出る"のを軽く防ぐ働きもあり、緊張で汗をかきやすい、寝汗が多いなどの時も良いでしょう。添付文書の適応に"夜尿症"や"遺精"がありますが、それも"漏れ"ですね。ただし温める作用を持つため、もともと暑がりなら向きません (注5)。

注4)　日本漢方では虚証用になっています。

注5)　その時は六味丸を併用して桂枝加竜骨牡蛎湯の温め作用を相殺するか、柴胡加竜骨牡蛎湯に桂枝加芍薬湯を併用してみます。桂枝加芍薬湯は、桂枝加竜骨牡蛎湯から竜骨と牡蛎を抜いて芍薬を少し足したもの。竜骨と牡蛎の持つ"こころの誘導作用"はなくなりますが、うるおいへの配慮が強くなります。

② 不安×悲しみの中にいるタイプ

甘麦大棗湯
● かんばくたいそうとう

[**レスポンダー／大事な人と別れて慟哭する人。**
涙が勝手に出てきて止まらない人]

方剤のまとめ

甘麦大棗湯　72番	
日本漢方の虚実	虚証 (ただし、あまりこだわらない)
不足・停滞	エネルギー不足を軽く補う うるおい不足を補う
レスポンダー	大事な人と別れて慟哭する，涙が勝手に出てきて止まらない
注意	甘草が多い (一日量で5.0 g) 小麦アレルギーにはダメ
その他	苓桂朮甘湯や桂枝加竜骨牡蛎湯との併用でパニック障害にも効果的

　悲しみにはこれ、というもの。とても甘い方剤で、口の中で直接溶かしても（水なしでも）飲める人は飲めるというもの。甘いものを食べるとホッとしますが、それに近いと考えて良いでしょうか。

　こころが浮いてしまい、コントロールを失って色々動き回ってしまう状態に使用します。大事な人と別れて（死別含む）慟哭する、涙が勝手に出てきて止まらない、などが使用のポイント。こころの容器を回復し、浮いたこころを誘導して容器に戻す働きを持っています。また、エネルギー不足にも軽く対応しています（注6）。

　しかしながら、甘草を多く含んでいるため偽性アルドステロン症のリスクが高い薬剤でもあります。そのため、頓用とするか、連用するにしても1日1〜2包程度が良いかもしれません。また、甘麦大棗湯の"麦"は小麦であるため、小麦アレルギーには禁忌です。

　苓桂朮甘湯や桂枝加竜骨牡蛎湯と合わせると、パニック症にも効果的。ただし、甘草の量が多くなるため投与量は少なめが無難です。

- -

注6) 日本漢方ではいちおう虚証向けですが、どんな証にも使用されます。

② 不安×上乗せで効果アップ

六味丸
● ろくみがん

[**レスポンダー／代謝が盛んでうるおい不足となっている人**]

方剤のまとめ

六味丸　87番	
日本漢方の虚実	虚証
不足・停滞	エネルギーとうるおいの源を補う
レスポンダー	代謝が盛んでうるおい不足 (異化>同化)
注意	軽く冷やす (併用する方剤の温め過ぎをセーブもする) 胃に障ることがあるので食後服用が推奨
その他	不安用の方剤に広く併用される 甘草を含まない

　八味地黄丸という方剤は有名ですが、それから桂皮と附子という温める生薬を2つ除いたものが六味丸。これは、エネルギーやうるおいの源を補うという、根本的なところにかかわる方剤で、めぐるものが漏れ出るのを防ぐ働きも持ちます。源を補う方剤はいくつかあるのですが、その中で最もシンプルな生薬の構成になっています。

　発育の遅い子どもによく使われ、うるおいというバッファーが不足し、ほてりやイライラや不安などが出てくるという人に向きます。代謝が盛んで異化＞同化となる甲状腺機能亢進症のようなイメージ。含まれる生薬は胃もたれすることがあり、食後投与が望ましいでしょう。

　先述の不安用の漢方薬と併用すると効果アップを狙えますし、温めすぎをセーブしてくれます。また、異化＞同化と判断すれば種々の症状への治療に用いることができます。病院が採用していたらぜひトライしてみてください。甘草を含まないので、併用しやすい点もメリット。

② 不安×上乗せで効果アップ

当帰芍薬散
● とうきしゃくやくさん

[レスポンダー／ 冷えがあり浮腫のある人。
柴胡剤の効果アップや副作用防止を期待したい人]

方剤のまとめ

当帰芍薬散　23番	
日本漢方の虚実	虚証
不足・停滞	うるおい (物質・内分泌面) の不足を補う うるおい (体液面) の停滞を攻める
レスポンダー	冷えと浮腫, 柴胡剤の効果アップや副作用防止を期待
注意	温める
その他	柴胡加竜骨牡蛎湯や柴胡桂枝乾姜湯と併用されることがある (特に後者) 甘草を含まない

　柴胡加竜骨牡蛎湯と柴胡桂枝乾姜湯のところでチラリと出てきました。女性用の漢方薬として名前を聞いたことのある人も多いでしょう。方剤自体は温める方を向いており、物質・内分泌面のうるおい不足を補い、また体液バランスという面ではうるおいの停滞を攻めるという特徴を持ちます。よって、やや冷えの傾向で浮腫のあるような人に向きます。

　これを不安の増強療法に用いる理由は、少し専門的になりますが、名前にも含まれる当帰と芍薬、とりわけ芍薬が欲しいからなのです。柴胡は芍薬と相性が良く、手を取り合って心身の緊張感を軽くしてくれます。しかも、当帰や芍薬は、柴胡の副作用とも言える“うるおい不足”をしっかりカバーしてくれるのです。そのため、柴胡加竜骨牡蛎湯や柴胡桂枝乾姜湯と合わせます。特に柴胡桂枝乾姜湯が合いそうな人と当帰芍薬散が合いそうな人とは被ることも多いため、好んで併用されます。六味丸と同様、当帰芍薬散自体に甘草が含まれていないことも併用しやすい理由のひとつ。

不安への漢方治療まとめ

　以上紹介した方剤を図にして、不安への対処を覚えましょう。心配性、○○恐怖、悲しみ、そしてパニック症という分類からまずは第一選択の方剤を考えていきます（図12）。

図12．不安への漢方治療まとめ

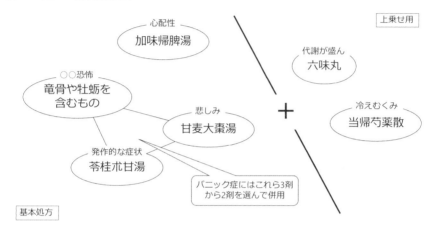

　図12を見ると分かるように、パニック症には"竜骨・牡蛎＋苓桂朮甘湯"、"苓桂朮甘湯＋甘麦大棗湯"、"竜骨・牡蛎＋甘麦大棗湯"という3パターンがあることになります。どれが合うのかどうかは何とも言えないところがあるのですが、基本的に「いつ発作が出るか分からなくて怖い」という恐怖感が強ければ竜骨や牡蛎を含むものを使用した方が良いかな？という気になります。他は各レスポンダー所見を拾ってみて当たりをつけましょう。

2 不安×処方レシピ

Case 1 20代男性　新卒の会社員

　電話を取った時にその態度が悪いと相手先に叱られて、そこから電話が鳴るたびにドキドキしてしまって。立ちすくむっていうんですか？それが続いているので上司に診てもらえと言われて来ました。それまでは特に問題なく。狭いところも別に怖いってことはないです。電話だけですね。普段の生活は別に何ともないです。でも仕事で電話を取らないといけない時があるので、そこが…。おっくう感ですか？そりゃ会社にはあまり行きたくないですけど、それはみんなそうですよね…

その他の所見

口渇なし、便秘なし、体力は普通、暑がりでも寒がりでもない。
新卒の社会人といった風であり、スラリとしている。話し方や格好もその年代から逸脱していない。皮膚や頭髪も若々しい (うらやましい)。

処方までのアプローチ

体格と体力	スラッとした体格、体力は普通。
エネルギー不足	特になし。
エネルギー停滞	多少のおっくう感。
うるおい不足	電話が鳴るたびにドキドキする。
うるおい停滞	特になし。
寒と熱	思い当たるところはない。
レスポンダー所見	電話にドキドキする。

first recipe
ファーストレシピ

柴胡加竜骨牡蛎湯　4包／day

電話の取り方がなっていないと怒られ、そこから電話の音が怖くなりド
キドキしてくるという患者さん。恐怖感がメインのため、竜骨や牡蛎を含
むものから選んでみましょう。エネルギー低下なく体液面の心配もなさそ
うなので、まずはエネルギー停滞にも配慮した柴胡加竜骨牡蛎湯を使って
経過を見てみます。ツムラ以外の製薬会社のものを病院が採用していれば、
下痢に気を付けましょう。「下痢がひどくなるようなら飲む量を少なくし
てください（4包→2包など）」とお伝えしておくか、最初は2包／dayから使っ
てみても良いかと思います（注7）。

Second recipe
セカンドレシピ

柴胡加竜骨牡蛎湯　2包／day ➕
六味丸　2包／day

六味丸を合わせることで柴胡加竜骨牡蛎湯の作用アップを狙いますが、
柴胡剤がうるおい停滞を攻めすぎないように補う意味もあります。六味丸
がなければ、もしくは身体に合わなければ、柴胡と芍薬の組み合わせを
狙って桂枝加芍薬湯（けいしかしゃくやくとう）を選んでも良いでしょう（注8）。これも柴胡剤の攻め
すぎをカバーしてくれます。柴胡剤に限りませんが、うるおいを攻めるタ
イプの方剤を使う場合は"攻めすぎ"に気をつけます。それをカバーする
生薬を述べてみると、当帰、芍薬、酸棗仁、地黄、山茱萸などであり、専
門用語で"柔肝薬"（じゅうかんやく）と言います。これらを含むものが、六味丸や桂枝加芍
薬湯や当帰芍薬散、「3 漢方処方レシピ集の3 不眠」で紹介する芍薬甘草
湯（→P.108）や酸棗仁湯（→P.111）になります。

注7）この患者さんは日本漢方的には中間証かもしれません。それでも柴胡加竜骨牡蛎湯をトライして
　　みて良いでしょう。
注8）緊張感が強いようなら、柴胡加竜骨牡蛎湯に四逆散を合わせるという方法もあります。

② 不安×処方レシピ

Case 2　60代女性　専業主婦

　友人が乳がんになったんです。その人は毎年乳がん検診を受けていたのに。有名人も乳がんで亡くなったっていうニュースも多いし。だから私もがんが心配で心配で。しこりがあるんじゃないかと思って超音波を受けたんだけど何もなくて。でも見逃しじゃないかと思うんです。眠りですか？ それが寝られなくて。寝ようとしてもがんのことばかり考えて、頭がカーッとなってきます。血管が破裂しませんか？

その他の所見

口渇なし、便秘なし、体力はない、もともと暑がりや寒がりでもない。やや細身の女性。神経質そうにがんの不安を語り続けるが、眠りも十分でなく疲れているようにも見える。皮膚も荒れ気味。

処方までのアプローチ

体格と体力	やや細身、体力はない。
エネルギー不足	疲れている。
エネルギー停滞	常に心配していてストレスは溜まっていそう。
うるおい不足	がんの不安が強い、寝付けず頭がカーッとする、肌荒れ。
うるおい停滞	特になし。
寒と熱	寝付けず頭がカーッとする。
レスポンダー所見	がんの心配をしすぎて疲れている。

first recipe （ファーストレシピ） | 加味帰脾湯　2包／day

　過剰な心配から不眠や疲労に。心気症とも言えそうな患者さんにはまず加味帰脾湯をトライしてみましょう（注9）。不安の強い患者さんは副作用にも敏感なので、まずは2包／dayくらいから開始し、問題なければ4包／dayに増量をして効果判定。しかしながら、加味帰脾湯のうるおい不足への効果は温和であり切れ味に欠けるため、他剤への変更もしくは併用を考慮することも多々あります。

Second recipe （セカンドレシピ） | 加味帰脾湯　2包／day ➕
香蘇散　2包／day

　軽くエネルギーをめぐらせてみても良いでしょう。ライトな香蘇散をトライ。心配していることが誰にも相手にされないのであれば内心怒りを抱えているかもしれず、そうなると「3 漢方処方レシピ集の3 不眠」で登場する抑肝散（よくかんさん）（→P.110）が併用の選択肢。不眠に対処するのであれば、これも「3 不眠」で登場する酸棗仁湯（さんそうにんとう）（→P.111）を加味帰脾湯に合わせます。いずれにしても、やや気長なお付き合いが必要になるでしょう。目まぐるしく方剤を変えていくと患者さんの心配がさらに強くなるので、変えるならば予め「どんなのが合うか探すために、頻繁に漢方薬を変えていくかもしれません」と説明をしておきます。変えないのであれば、「漢方は効果が出るまで時間がかかるので、腰を据えてじっくり取り組みますよ」とお話ししてみても良いでしょう。

注9）日本漢方では虚証ですね。加味帰脾湯で良いと思います。

② 不安×処方レシピ

Case 3　20代女性　大学生

　通学中に電車に乗っていたら、急にドキドキしだして過呼吸になって倒れてしまって。救急車に乗ったんですけど、病院に着く途中で苦しいのは楽になりました。それからはちょっと電車に乗るのが怖くて。あといつまた苦しくなるか分からなくて、あんまり外にも行こうとは思えないですね。この前は友だちに誘われて映画を見に行ったんですけど、中で苦しくなっちゃいました。立ちくらみは、そうですね。疲れた時はクラッとなることがあります…

その他の所見

口渇なし、便秘なし、体力は普通で普段疲れやすくはない、もともと寒がり。月経での症状変化はなく、月経痛は軽度。
やや細身の女性。服装や言葉遣いに奇異な点は認められない。皮膚や頭髪も若々しい。

処方までのアプローチ

体格と体力	やや細身、体力は普通。
エネルギー不足	特になさそう。
エネルギー停滞	いつ発作が来るか分からず外出する気になれない。
うるおい不足	動悸と過呼吸。軽度の月経痛。
うるおい停滞	動悸と過呼吸、立ちくらみ。軽度の月経痛。
寒と熱	寒がり。
レスポンダー所見	動悸と過呼吸、立ちくらみあり。

ファーストレシピ
first recipe

苓桂朮甘湯　2包／day ➕
柴胡桂枝乾姜湯　2包／day

　パニック症には、竜骨や牡蛎を含むものや苓桂朮甘湯が思い浮かびます。それらのレスポンダー所見を問診して、合いそうなものをピックアップ。冷え症で立ちくらみや動悸もあるので、この併用としてみます（注10）。動悸・過呼吸は浮いたこころが動き回ることで生じるため、それを戻してあげるのが治療。立ちくらみはうるおい（体液）をめぐらせましょう。

セカンドレシピ
Second recipe

苓桂朮甘湯　2包／day ➕
甘麦大棗湯　1包／day

　竜骨や牡蛎以外なら、甘麦大棗湯でこころを容器に戻してあげます。苓桂朮甘湯を使わないのであれば、桂枝加竜骨牡蛎湯か柴胡桂枝乾姜湯に甘麦大棗湯を合わせてみても良いでしょう。

　パニック発作そのものは10分程度で軽くなります。仮にベンゾジアゼピン受容体作動薬を頓服で使用しても実際の効果発現まで30分前後かかるため、"飲む"という行為自体が治療効果を生んでいるような気がします。漢方薬でパニック発作への頓服を選ぶならば、甘麦大棗湯1〜2包、桂枝加竜骨牡蛎湯2包、柴胡加竜骨牡蛎湯2包などが良いかもしれません（プラセボ効果の可能性はありますが…）。ただし、甘麦大棗湯と桂枝加竜骨牡蛎湯は甘草を含んでいるので、他に漢方薬を連日服用している場合は注意して、あまり頻回に使わないようにしましょう。

注10) 日本漢方ではやや虚証寄りと考えましょう。柴胡桂枝乾姜湯か桂枝加竜骨牡蛎湯を使うことが多いと思います。

2 不安×処方レシピ

Case 4　40代男性　会社員

　会社に行く前になるとドキドキと吐き気がしてすごいんです。もう身体が拒否反応を示しているような。ちょうど上司と部下がケンカをして、私が板挟みになっているような状況で…。部下は何でも思ったことをいうんですよ。上司も変なことばかりいう人で。それでいつもケンカになっているんです。会社恐怖症みたいな感じで、朝が来るたびに、あぁ…ってなってしまって、はぁ。疲れやすさとおっくう感ですか？　おっくうの方が強いですね。会社に行ってしまえば何とかなりますけど…

その他の所見

口渇なし、便秘なし、体力は普通、暑がりでも寒がりでもない。
体格はややがっしりしている。身なりは整っており、真面目な社会人。頭髪や皮膚に問題は見受けられない。

処方までのアプローチ

体格と体力	がっしり、体力は普通。
エネルギー不足	特に認められない。
エネルギー停滞	おっくう感。吐き気。
うるおい不足	ドキドキ、会社恐怖症。
うるおい停滞	特になし。
寒と熱	特になし。
レスポンダー所見	ドキドキ、会社恐怖症。

first recipe（ファーストレシピ） | 柴胡加竜骨牡蛎湯　4包／day

　ストレスはだいぶ強そうで、エネルギーの停滞は確実でしょう。動悸や「〇〇が怖い」というポイントから竜骨や牡蛎を想定し、かつエネルギー低下はなさそうで口渇もないところから、柴胡剤である柴胡加竜骨牡蛎湯を選択（注11）。吐き気もこの方剤はカバーできるため、まずは単剤で。しかし、これはうるおい停滞を強く攻めるので、口渇や空咳の出現には注意をしましょう。

Second recipe（セカンドレシピ） | 柴胡加竜骨牡蛎湯　2包／day ✚
 四逆散　2包／day

　単剤で吐き気が改善しなければ、停滞を通す四逆散との併用に変更してみます（注12）。ため息をつく真面目な中間管理職というのも四逆散が合いそうな印象ですね。

　大柴胡湯や柴胡加竜骨牡蛎湯に四逆散を合わせるという方法を私は好んで行なっており、これは四逆散の中の柴胡もそうですが、芍薬、そして甘草を足す意味合いが強いのです。甘草は偽性アルドステロン症を惹起するので嫌われがちですが、他の生薬の作用をうまくまとめてくれるので有用。そういった意味では、柴胡加竜骨牡蛎湯に芍薬甘草湯を1包／dayだけ足すのも悪くないのです。今回は吐き気や強いストレスを考慮したので、四逆散を選択してみましたが。

注11）日本漢方では実証になるでしょう。その場合も柴胡加竜骨牡蛎湯を使うかと思います。

注12）他には半夏厚朴湯や、もし採用があれば、茯苓飲合半夏厚朴湯（ぶくりょういんごうはんげこうぼくとう）という方剤が合うかもしれません。半夏厚朴湯に茯苓飲を合わせたもので、消化管の運動促進作用が強まっています。

2 ▷ 不安×処方レシピ

Case 5 10代女性 中学生

（母親）この子なんですけど、仲良しだった友達が転校しちゃうとかで、それからずっとわんわん泣いてばかりで、食事もあまり食べないんです。外にも行かなくなっちゃって…。夜も友達が死んじゃう夢ばかり見ると言って、今は私が一緒に寝ています。その友達は小学校からの付き合いで、いちばん仲が良かったんですが…

その他の所見

本人はうつむいて黙ったまま。同席した母親の情報では、特に部屋の中は変わった様子なく、独り言をブツブツということもない。

母親とともに来院した細身の女性で、診察室では黙ったままであり有用な情報を得られない。向精神薬の投与も考えたが、母親が拒否。

処方までのアプローチ

体格と体力	細身、体力は普通？
エネルギー不足	泣き疲れている？
エネルギー停滞	不明。
うるおい不足	友人の転校によってわんわん泣いている。悪夢。
うるおい停滞	特になし？
寒と熱	特になし？
レスポンダー所見	友人の転校によってわんわん泣く。

first recipe（ファーストレシピ） | 甘麦大棗湯　3包／day

　あまり情報がありませんが、レスポンダー所見から甘麦大棗湯を選びます（注13）。甘草を多く含むため短期的な使用を前提とし、3包／dayで朝昼夕食後、もしくは朝昼食後と寝る前にします。さめざめと泣くのではなく、大声で泣いて感情が激しい時が甘麦大棗湯の目安。

Second recipe（セカンドレシピ） | 桂枝加竜骨牡蛎湯　2包／day ➕
甘麦大棗湯　2包／day

　この併用も甘草が多くなるので、短期間の使用を前提に。エネルギーとうるおいを軽く補い、こころを容器に戻す作用のある桂枝加竜骨牡蛎湯をチョイス。悪夢を見るというのも、竜骨や牡蛎を使いたくなる症状ですね。ただ、個人的には漢方薬で引っ張るよりもトラゾドン（注14）などを使用してまずはしっかりと寝てもらいたいと思いますが…。眠れない患者さんの場合、まずは眠れるようにすることが大事。難しく考えるよりもとにかく睡眠です。もちろん、器質疾患の除外を忘れずに。"心因"がはっきりしていそうな時ほど器質因を軽視してしまいがちなのです。

注 13）日本漢方ではおそらく虚証。いずれにしても甘麦大棗湯をトライ。
注 14）鎮静系の抗うつ薬。実際のところ抗うつ作用はほとんどなしという残念（？）な薬剤。しかし、今では睡眠薬としてその活路を見出しているたくましい一面を持ちます。

③ 不眠

「眠れない」の一歩先に

　「眠れないんです…」と言っても、昼間の活動に影響がなければ"不眠"に非ず。不眠が不眠であるためには、日中の活動に支障が出るのが条件です。また、不眠は複合的な要因からなりますが、その中でも restless legs syndrome や閉塞型睡眠時無呼吸症候群などの身体疾患、薬剤による不眠は要チェック。そして、不眠は多くの精神疾患に見られます。「眠れない」場合は、精神疾患も鑑別に挙げること。ちなみに、双極性障害の躁病／軽躁病エピソードでは「眠れない」と患者さんが言っても、"寝るのがもったいない"感覚になることが多いでしょう。混合性のエピソードではそうとも限らず、「寝たいけど頭の中が忙しくて眠れない」という表現 (注1)。

　日本では"むずむず脚症候群"として知られる restless legs syndrome は名前に"legs"とありますが、実は腕や腹部や陰部や顔など、身体中で確認されています[1]。私はワケあって舌痛症（口腔内灼熱症候群）という疾患を診ることが多いのですが、実はその一部に restless "mouth" syndrome があるのではと言われているのです…！「身体の一部がそわそわして落ち着かない」という訴えを"不定愁訴"と片付けてはいけません。また、"むずむず脚症候群"の"むずむず"には引っ張られないように！　患者さんの訴えは"むずむず"とは限らないので、restless という"落ち着かない感じ"で覚えましょう。「何となく足を動かしたくて落ち着かないですか？」、「休まらなくて落ち着かない感じですか？」などと問うと良いかと思います。

注1)　混合性のエピソードとは、うつ病エピソードと躁病／軽躁病エピソードが入り混じった状態。「アクセルとブレーキを一緒に踏んでしまっている」と例えると想像しやすいでしょうか。

プライマリ・ケアで忘れてならない代表的な疾患は閉塞型睡眠時無呼吸症候群であり、これは不眠もそうなのですが抑うつももたらします。"治療抵抗性うつ病"が実はこの疾患のこともあり、CPAPで改善するというのも稀ならず見られます。かなりのクセモノと考えて良いでしょう。この閉塞型睡眠時無呼吸症候群とrestless legs syndromeは、子どもだとADHDと誤診されることもあるようです…！　なかなか眠れずイライラして集中できない、そして落ち着かずに身体を動かす。まさに症状だけを見るとADHDに見えてしまいます。

不眠への指導については「眠るのは一日の総まとめなので、寝る時だけ何かを頑張っても解決は難しいんですよ」とお話しし、日中の生活に焦点を当てていきましょう。私自身は市販されているワークブック[2]をオススメして患者さんに取り組んでもらうことが多いです。厚生労働省からは"健康づくりのための睡眠指針2014.〜睡眠12箇条〜"というのが発表されていますが[3]、ちょっと患者さんにとって12個は多いかな…と思わなくもありません。

漢方的にどう考える?

「**3** 漢方処方レシピ集の **2** 不安（→P.82）」でお伝えしたように、不眠と不安は似た者同士。"こころの容器が弱まる"こと、"こころが浮いて動き回る"こと、そして"こころの動きが激しければ熱を産む"の3点が主なメカニズム。容器のうるおい不足がターゲットですが、なぜうるおいが不足したのかの理由を探りましょう。繰り返しですが、往々にしてそれはエネルギーの不調（不足・停滞）によります。

そして、不眠では入眠困難かどうかが漢方的に気になるところ。寝付けない場合はエネルギー不足や熱であることが多いのです。前者なら「疲れていて逆に寝られない」、後者なら「足がほてって寝付けない」とか「頭

がカーッとしてきて眠れない」などの表現になります。

活用できる方剤

多くは「**3** 漢方処方レシピ集の **2** 不安（→P.86〜）」で述べたものになり、レスポンダー所見もほぼ同様。心配性で寝られないのなら加味帰脾湯、恐怖感が強くドキドキして悪夢も見るのなら竜骨や牡蛎を含むもの、悲しみの中にいて寝られないのなら甘麦大棗湯。ここでは、その他にいくつか方剤を紹介しましょう。

不眠で紹介する方剤と構成生薬

● 補中益気湯
人参、朮（白朮or蒼朮）、黄耆、当帰、陳皮、大棗、柴胡、甘草、生姜、升麻

● 芍薬甘草湯
芍薬、甘草

● 黄連解毒湯
黄芩、黄連、山梔子、黄柏

● 抑肝散（または抑肝散加陳皮半夏）
当帰、釣藤鈎、川芎、朮（白朮or蒼朮）、茯苓、柴胡、甘草（、陳皮、半夏）

● 酸棗仁湯
酸棗仁、茯苓、川芎、知母、甘草

● 人参養栄湯
人参、当帰、芍薬、地黄、白朮、茯苓、桂皮、黄耆、陳皮、遠志、五味子、甘草

※ メーカーによって構成生薬が少し異なる場合があります。

では、108ページより不眠に有用な方剤、114ページより具体的な処方レシピを紹介していきましょう。

[参考文献]
1) Turrini A, et al. Not only limbs in atypical restless legs syndrome. Sleep Med Rev. 2018 Apr;38:50-55.PMID:28559087
2) 渡辺範雄.自分でできる「不眠」克服ワークブック.創元社.2011.
3) 健康づくりのための睡眠指針 2014. 〜睡眠 12 箇条〜
https://www.mhlw.go.jp/file/06-Seisakujouhou-10900000-Kenkoukyoku/0000047221.pdf

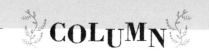

6 "心因性"を封印してみる

　器質的な原因が見つからないと、身体症状は"不定愁訴"と片付けられてしまうことがあります。相手にされず、果てには"心因性"と言われると、患者さんは「誰も分かってくれない」という気持ちになり、さらに症状は悪化していくことでしょう。"心因性"というのは熟練した精神科医のみが使用を許されると私は思っており、その言葉の有害性から最近の精神科医は言わない傾向にあります。むしろ精神科以外で多くかつ安易に使われているような印象を持ち、とても複雑な気分。"心因性"はともすると「気持ちの問題」、「わざとやっている」などに解釈され、そうなると良いことは全くありません。こじれるだけだと言えます。

　医学的に説明のつかない身体症状は、臓器の"構造"ではなく"機能"の問題と考えてみましょう。患者さんに説明する時、私は「身体のはたらきを守るバリアが弱っている」と説明しています。そのバリアを回復させるために日常生活でどこに気をつけるかなどをお話しし、多少の薬剤治療を「バリア回復のため」と言って行ないます。

　コラム7以降のコラムでは、本書で出てきた漢方薬を取り上げながら、身体症状に有効な漢方治療についてごく浅く述べていきます。呑気症、機能性ディスペプシア、耳鳴り、めまい、腰痛、関節痛、腹痛・過敏性腸症候群を用意しました。

　なお、こういった不定愁訴は精神科で"身体化"や"身体表現性障害"と言われてきましたが、DSM-5では"身体症状症"という名称になりました。個人的には大きな事件であり、何とこの診断名、身体疾患の有無を問わないのです。身体疾患であっても、症状へのとらわれが大きければ身体症状症。DSM-IV-TRの"身体表現性障害"では身体疾患ではないことが重視されましたが、その垣根を払ったのは大きな進歩だと思います。

3 不眠×入眠困難のタイプ

補中益気湯
● ほちゅうえっきとう

【 レスポンダー／疲れて入眠しづらく眠りも浅い人 】

　「**3** 漢方処方レシピ集の **1** 抑うつ（→ P.62）」で紹介済。日ごろ疲れて「今日は眠れそうだ」と思っても、逆に寝付けず眠りも浅い、そんな時に。エネルギー不足を中心に補い、結果的にこころの容器の回復につなげます。症例報告レベルですが、文献もあります[1]。基本的には他剤との併用が多いかも。

芍薬甘草湯
● しゃくやくかんぞうとう

【 レスポンダー／足が疲れて眠れない人 】

方剤のまとめ

芍薬甘草湯　23番	
日本漢方の虚実	虚証 (ただし、あまりこだわらない)
不足・停滞	うるおいの不足を補う エネルギー不足を補う
レスポンダー	足が疲れて眠れない
注意	少し冷ます 甘草がやたら多い！ (コタロー以外の製薬会社が一日量で6.0gであり、コタローは5.0g)
その他	こむら返りに限らず、横紋筋や平滑筋の緊張緩和に使える

　生薬は芍薬と甘草だけ。うるおい不足とエネルギー不足を補い、特に横紋筋や平滑筋に作用し、その緊張を軽くします。甘草を大量に含むので、数ヶ月も3包／dayを処方するなんて恐ろしいことは絶対にやめてください…。

　眠りに関しては、歩きすぎや立ち仕事で足が疲れてだるくなり、それが改善されず寝付けない時に用います。私も足が重だるくて眠れない時に愛用（注2）。熱を少し冷ます作用があるので「冷えて足がつる」時に使用して効かない時は、芍薬甘草湯に少量の附子（1回に0.2〜0.5g）を加えるか、桂枝加芍薬湯を用いましょう。これらは温める方向です。

注2）１回２包でも許容範囲内ですが、連用するなら１包／day に留めます。それでも甘草が 2g 入ることになります。

黄連解毒湯
● おうれんげどくとう

[**レスポンダー／カーッとして眠れない人**]

方剤のまとめ

黄連解毒湯　15番	
日本漢方の虚実	実証
不足・停滞	うるおいの停滞を攻める
レスポンダー	カーッとなって眠れない
注意	強く冷ます うるおいやエネルギーを削ぐ 長期の使用で腸間膜静脈硬化症のリスク
その他	連用する場合は、うるおいやエネルギーを補い軽く温める方剤と併用する 甘草を含まない

　この方剤は代表的な"熱冷まし"であり、顔を真赤にして興奮するような人に向きます (注3)。考え事をしていたらますます興奮してしまう、頭がカッカとして眠れなくなる、といった時に有用で、こころが動き回って生じる熱を抑えます。まさに"頭を冷やす"方剤。降圧作用もあり、若年者の高血圧に使うことも。不眠には頓用で2包ほど使うことが多いでしょうか。

　典型的な"攻める"方剤であるため、不足を補うことを考えていません。そのため、患者さんを冷やす、エネルギーを削ぐ、うるおいを削ぐ、といった点に注意が必要となります。これのみをずっと使うのはちょっと怖い印象で、特に高齢者には向きません。長期間使用するなら工夫が必要であり、まずこの方剤を1包／dayくらいに留めます。そしてエネルギーやうるおいを補い軽く温めるような方剤を併用すると良いでしょう (注4)。

　黄連解毒湯は「**3** 漢方処方レシピ集の **4** 認知症BPSD：興奮・焦燥 (→P.132)」でまた出てきます。

注 3) 日本漢方では実証向きとされます。
注 4) 例えば十全大補湯、大建中湯（だいけんちゅうとう）、人参湯（にんじんとう）など。これでバランスを整えます。

不眠×入眠困難のタイプ

抑肝散（または抑肝散加陳皮半夏）
● よくかんさん（よくかんさんかちんぴはんげ）

[レスポンダー／気が昂ぶってなかなか寝付けない人]

方剤のまとめ

抑肝散	54番 (抑肝散加陳皮半夏　83番)
日本漢方の虚実	中間証〜やや虚証
不足・停滞	万遍なくカバーするが、基本的にはエネルギーの停滞を軽く攻める
レスポンダー	気が昂ぶって眠れない
注意	熱が盛んな時に単剤では不適 偽性アルドステロン症の報告は多いが、この方剤が特に起こしやすいわけではない
その他	エネルギーの乱流で生じる風を鎮める 単剤で力不足の時は必要に応じて他剤を併用 抑肝散加陳皮半夏は胃腸の働きが弱い時に

　緊張感やイライラなどの"気の昂ぶり"を軽減します(注5)。生薬を見ると四逆散の派生と言えますが、抑肝散の方に鎮静作用を持つ生薬が入っており、こと睡眠に関してはこの方剤が適していると考えられます。

　抑肝散はエネルギーの停滞を軽く攻め、生じてくる風も鎮めます(注6)。熱自体を抑える力は強くなく、緊張やイライラであっても顔を真赤にするのでなく、顔が青くなるようなタイプに向きます。エネルギーとうるおいを少し補い、そしてめぐらせる作用も持つため、もともと顔色の悪いような人が合うのです(注7)。もちろん抑うつにもO.K.

　芍薬甘草湯に次いで偽性アルドステロン症の報告が多いとされます[2]。しかし、甘草の量は標準的であり、認知症患者さんというハイリスク群への処方が主原因かと。

　また、抑肝散が胃にこたえる場合は、これに陳皮と半夏をプラスした抑肝散加陳皮半夏に変更。なぜかこちらの方が偽性アルドステロン症を起こしにくいようです[3]。不思議！

注5）日本漢方では中間証からやや虚証向きです。
注6）エネルギーの停滞で伝導率が低下し熱が生まれ、乱流が生じ風が起こるとこころが煽られます。
　　そのため、気が昂ぶり、イライラ感や落ち着かなさ、歯ぎしりやめまいなどが出てきます。
注7）抑肝散に含まれている川芎という生薬が上半身の血流を上げると言われます。

3 不眠×中途覚醒のタイプ

酸棗仁湯
● さんそうにんとう

[**レスポンダー／身体が疲れているのに頻繁に目が覚める、
ほてりや口渇があり十分に寝られない**]

方剤のまとめ

酸棗仁湯　103番	
日本漢方の虚実	虚証
不足・停滞	エネルギーの不足を軽く補う うるおいの不足を補う うるおいの停滞を軽く攻める
レスポンダー	身体は疲れているのに頻繁に目が覚める，ほてりや口渇があり十分に寝られない
注意	初期はある程度の量を使わないと効かない
その他	不眠はこの方剤を中心にして併用することが多い ベンゾジアゼピン受容体作動薬の減量サポート

　有名な漢方の睡眠薬（注8）。エネルギーとうるおいの不足を補います。こころの容器を回復し、浮いたこころを容器に誘導。軽く熱を冷ますため、軽い口渇やほてりにも良いでしょう。うるおいを削ぐ方剤のカバーとしても使え、応用性の高い方剤。抑うつにおけるエネルギーの不足を補う方剤としても使えます。

　中途覚醒と入眠困難のいずれに用いるか、意見が一致しません[4,5]。いずれにせよまずこの方剤を基本にして他の方剤を合わせていく、というのもありだと思います。

　これを効かせるにはコツがあり、夕食後と就寝前に2包ずつ、もしくは3包ずつを初期に使うことで1週間以内に効果が確認できます。眠れるようになったら減量。多めに使い2週間経ってピクリともしなければ"効かない"と判断できますが、合わない人は「これを飲むとかえって眠れなくなる」と言います（注9）。また、ベンゾジアゼピン受容体作動薬の減量にも活躍してくれます。

注8）　日本漢方では虚証向きです。
注9）　恐らくは、生薬の1つである川芎がちょっと合わないのでしょう。こんな人は抑肝散もフィットしにくいです（同じく川芎を含むので）。

3 不眠×中途覚醒のタイプ

人参養栄湯
● にんじんようえいとう

[レスポンダー／枯れた高齢者の浅眠多夢]

方剤のまとめ

人参養栄湯　108番	
日本漢方の虚実	虚証
不足・停滞	エネルギーの不足を補う うるおいの不足を補う
レスポンダー	枯れた高齢者の浅眠多夢
注意	急性炎症で患者さんが熱がっている時は使用しない (温める方剤全般に言える) 認知機能改善は期待しないでおく
その他	呼吸機能のサポート

　十全大補湯を調節し、浮いたこころを容器に誘導する作用を持つ方剤 (注10)。レスポンダーは"枯れた高齢者"としましたが、十全大補湯が合う、すなわちエネルギーもうるおいも不足する人なら、高齢者に限りません。呼吸機能をアシストするため、慢性の呼吸器疾患に向きます。総じて、十全大補湯が合う人で呼吸機能の低下、または不安や不眠のある場合がポイント。抑うつにおけるエネルギーの不足を補う方剤にもなります。

　ただし、呼吸機能を助けるとは言え急性炎症時には使わないように。身体を温めるので、肺炎で苦しい時に使うとさらに熱くなって大変。

　レスポンダーの"浅眠多夢"は、呼吸筋の萎縮による睡眠中のSpO_2低下を一部指すのかもしれません。人参養栄湯が呼吸機能を助けることで睡眠も良好になるのでしょうか。また、含まれる遠志という生薬が認知機能を改善させると言われますが、不透明というのが正直な感想。2年間の観察研究ではMMSEは有意差がつかず、かつランダム化も盲検化もされていません[6]。「これで認知機能を改善させるぞ！」という野望は捨てましょう。

注10) 日本漢方では虚証用です。

不眠への漢方治療まとめ

入眠困難か、中途覚醒か、そして「**3** 漢方処方レシピ集の **2** 不安（→ P.86～）」でも示したように心配性、○○恐怖、悲しみ、という点から方剤を選択していきます。もちろん必要に応じて併用も行なっていきます（図13）。

図13. 不眠への漢方治療まとめ

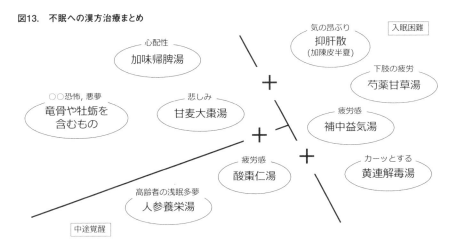

酸棗仁湯は中途覚醒のところに入れましたが、入眠困難でもトライしてみて良いでしょう。見解が一致していないので。

[参考文献]
1) 木村容子, 他. 補中益気湯で不眠が改善した7症例. 日本東洋医学雑誌. 2015;66(3):228-235.
2) 下平秀夫, 他.「PMDA医薬品副作用データベース」を利用した漢方製剤の副作用の解析. 医薬品情報学. 2014;16(1):16-22.
3) Shimada S, et al. Liquorice-induced hypokalaemia in patients treated with Yokukansan preparations: identification of the risk factors in a retrospective cohort study. BMJ Open. 2017 Jun 15;7(6):e014218. PMID: 28619768
4) 森雄材. 図説漢方処方の構成と適用 エキス剤による中医診療. 医歯薬出版. 1998.
5) 入江祥史, 他. 漢方処方 保険で使える全種類まるごと解説. 中外医学社. 2018.
6) Kudoh C, et al. Effect of ninjin'yoeito, a Kampo (traditional Japanese) medicine, on cognitive impairment and depression in patients with Alzheimer's disease: 2 years of observation. Psychogeriatrics. 2016 Mar;16(2):85-92. PMID: 25918972

③ 不眠×処方レシピ

Case 1　60代男性　清掃業

　会社を定年退職してから日中することがなくなって、お金もそんなに余裕があるわけでもないので清掃の仕事を始めました。でも会社以上に上下関係がきつくて、もちろん私よりみんな若いんですが、経験が浅いので私が一番下です。納得しようとしてますけど、若い人から命令口調で色々言われると、やっぱりこんちくしょうというか。それで気が昂ぶっちゃってるんですかね、夜寝ようとしてもなかなか。はい、思い出してイライラするというか。おっくう感ですか？それはないです。休みの日はジョギングもしてますし。でもちょっと最近は疲れ気味ですね…

その他の所見

口渇なし、便秘なし、体力はもともと自信あり、暑がりでも寒がりでもない。会社人というタイプの男性。中肉中背で体力に自信はあるそうだが、最近は少し疲れていると。さすがに頭髪も加齢によって少なくなっている。

処方までのアプローチ

体格と体力	中肉中背。もともとの体力には自信がある。
エネルギー不足	最近は疲れ気味らしい。
エネルギー停滞	上下関係でイライラ。気が昂ぶる。
うるおい不足	頭髪がやや寂しい。気が昂ぶり眠れない。
うるおい停滞	特になし。
寒と熱	体質で思い当たるところはない。イライラあり。
レスポンダー所見	気が昂ぶりイライラして眠れない。

ファーストレシピ	
first recipe	抑肝散　3包／day

　若い人から命令され、これまでの会社人生とは全く異なり戸惑っている
ようです。我慢はしていますが、イライラが不眠につながっています。エ
ネルギー停滞があり、そこから熱が生まれ、乱流によって竜巻も生じてそ
の風にこころが揺さぶられていると考えて良いでしょう。まずは抑肝散が
適切だと思います（注11）。夕食後に1包、就寝前に2包を飲んでもらいます。
食事があまり入ってこないなら、消化器をサポートする生薬が含まれた抑
肝散加陳皮半夏の方が合いそうですね。

セカンドレシピ	
Second recipe	抑肝散　2包／day ➕ 柴胡加竜骨牡蛎湯　2包／day

　抑肝散に柴胡剤を合わせることで、エネルギー停滞をより強力に突破し
ます。かつ、竜骨と牡蛎で精神安定を図りましょう。気が昂ぶって顔が
真赤になってしまうのなら、柴胡加竜骨牡蛎湯ではなく黄連解毒湯1包／
dayでも良いかもしれません。抑肝散2包／day＋黄連解毒湯1包／dayと
いうことですね。その場合、即効性を期待して黄連解毒湯は就寝前の服用
とします。

注11）日本漢方では中間証と考えるかやや実証よりと考えるか。

3 不眠×処方レシピ

Case 2　40代男性　精密機器会社の社員

　部署異動してから上司が変わって、ずっと人格攻撃のような。これまでにも3人、その人が原因で休職しているんです。できなかったら1時間も2時間もみんなを集めてその前で説教。残業も多くて疲れますが、上司は先に帰るので逆にホッとするというか。緊張感が続くんですよね。はい、気分もおっくうで、会社へ行こうとは思うんですが。眠りも目が冴えてしまって、なかなか。週末も最近はあまり気が抜けなくなってきました…

その他の所見

口渇あり、便秘なし、体力は普通、暑がりでも寒がりでもない。
真面目な会社人。診察でも疲労感あり、顔色も優れず抑うつ的。中肉中背であり、皮膚や頭髪は年齢相応だろう。抗うつ薬の適応とも考えたが、本人は副作用が心配でちょっと待って欲しいという。

処方までのアプローチ

体格と体力	中肉中背。体力は普通。
エネルギー不足	疲労感あり。
エネルギー停滞	上司との人間関係でおっくう感が強い。
うるおい不足	口渇あり。中途覚醒あり。
うるおい停滞	特になし。
寒と熱	体質で思い当たるところはない。目が冴えるのは熱かも。
レスポンダー所見	人間関係での緊張感とおっくう感、目が冴えて眠れない。

first recipe
ファーストレシピ

抑肝散　4包／day ➕
四逆散　2包／day

　人間関係でのストレスからエネルギー停滞が起こり抑うつや緊張感が生じています（注12）。そしてこころの容器にまで影響があり、入眠困難になっていると考えられます。まずは抑肝散をトライ。これはエネルギー停滞を軽く攻めますが、エネルギー不足にも多少の配慮があります。症状の度合いを考えて多めに使用し、かつストレスによるエネルギー停滞が強そうなので、柴胡剤である四逆散を併用。改善したら抑肝散の投与量は減らしましょう。

Second recipe
セカンドレシピ

加味帰脾湯　2包／day ➕
酸棗仁湯　4包／day

　疲労感と睡眠から入ってみるのも方法のひとつ。目が冴えて眠れないというのは、気の昂ぶりによる場合もあり、また疲れていても寝付けない場合も。「抗うつ薬の副作用が心配」という心配性的な側面も考慮して加味帰脾湯を選択。うまく眠れれば、そこからエネルギー停滞を攻める方剤に変更。

注12）日本漢方では、虚証から中間証でしょうか。

3 不眠×処方レシピ

Case 3　20代女性　軽度精神遅滞、グループホーム入所中

> グループホームで事件があって、それから落ち着かなくて眠れない。
> 嫌な夢も見るし。イライラするし、作業も疲れてやりたくない…

その他の所見

口渇あり、便秘なし、体力は普通、寒がり、月経は遅めのサイクルだが規則的、月経痛は中等度。月経前後で症状の変化なし。

20代にしては幼く見える。やや落ち着かない印象で、細身の身体を揺らしながら診察に応じる。付き添いの職員曰く「ちょっとした事件が起きて、そこからグループホーム全体が落ち着かないんです。特にこのかたは環境の揺れに大きく反応するタイプで、見ていても物音に過敏で不安が強くなった印象です。眠りも確かに取れていなくて、朝方になってうとうととしだす感じです」とのこと。以前に他院でベンゾジアゼピン受容体作動薬が処方されて脱抑制が生じて大変だったようで、向精神薬は本人も職員も気が乗らない。

処方までのアプローチ

体格と体力	細身で身長も低い。体力はない。
エネルギー不足	不眠からか疲労感あり。
エネルギー停滞	"ちょっとした事件"が起きてからイライラ。
うるおい不足	口渇あり。入眠困難あり。月経周期は遅め。月経痛あり。
うるおい停滞	月経周期は遅め。月経痛あり。
寒と熱	冷えあり。イライラも認める。
レスポンダー所見	物音に過敏、嫌な夢を見る。

ファーストレシピ **first recipe**	柴胡桂枝乾姜湯　2包／day ➕ 当帰芍薬散　2包／day

　事件が起こってから気が休まらず、緊張している様子。レスポンダー所見からも、竜骨や牡蛎を使いたくなります（注13）。冷えや口の渇きがあることから柴胡桂枝乾姜湯、そして月経関連も考慮して当帰芍薬散をプラス。しっかりと眠れれば疲労感やイライラも改善しそうですね。これで眠りが確保できなければ、当帰芍薬散を酸棗仁湯に変更しても良いでしょう。

セカンドレシピ **Second recipe**	抑肝散　2包／day ➕ 当帰芍薬散　2包／day

　精神遅滞で外見も子どもっぽいので、もともと子ども用の方剤である抑肝散が有効かもしれません。柴胡桂枝乾姜湯とこれのどちらが適切かは使ってみないと分からない部分も…。イライラしたり怒ったりする時に顔を真赤にしないのであれば、こちらの方が効くでしょうか。月経関連を考えて当帰芍薬散を使用していますが、精神遅滞と幼い外見から六味丸を使用してみても良いでしょう。この辺りは工夫しがいがありそうです。

　ベンゾジアゼピン受容体作動薬は、前頭前野があまりうまく働いていなさそうな患者さん（精神遅滞がある、衝動性が強い、酒グセが悪い、脳器質疾患があるなど）では脱抑制のリスクが上がります。

注13）日本漢方では虚証でしょう。

3 不眠×処方レシピ

Case 4　70代男性　肺気腫でHOT導入中

（主治医）あ、先生。ちょっと良いですか？この患者さんなんですけど、この2ヶ月くらい息苦しいと言って奥さんをすぐ呼ぶんです。SpO$_2$を測っても問題ないんですが。眠りも浅いみたいで、物音がするとすぐ起きるようです。え、やせですか？やっぱりCOPDでだいぶ…。食欲もなくなってきて、フレイルってやつですかね…

その他の所見

口渇あり、やや便秘、体力はない、寒がり。
主治医である呼吸器内科からの相談。疲れやすく、やせて筋力低下も強い。
本人の不安から奥さんを昼夜問わず呼んで、奥さんも参っているそう。

処方までのアプローチ

体格と体力	やせ。体力もない。
エネルギー不足	疲労感あり。食欲も低下。
エネルギー停滞	不明。おっくう感はあるかもしれない。
うるおい不足	口渇あり。不安があり、眠りも浅い。
うるおい停滞	特になし？
寒と熱	寒がり。
レスポンダー所見	慢性の呼吸器疾患を抱えた人の浅眠と不安。

first recipe ファーストレシピ | 人参養栄湯　2包／day

　"枯れた"高齢者であり、COPDを有しています（注14）。まずはこの方剤をトライ。温める作用もあり、エネルギーとうるおいの両者を補います。呼吸をアシストし、精神安定作用も有します。もし人参養栄湯が胃にこたえるのであれば、1包／dayに減らすか、香蘇散を足して消化器への配慮を高めてみます。抑うつ的であれば、軽くエネルギーをめぐらせると気分も晴れるかもしれませんね。人参養栄湯に限りませんが、温めるタイプの漢方薬を使用中に感染症でCOPDが急性増悪した場合は、服用を中止してもらうのが無難。発熱して苦しい時に温める方剤を使うと、かえって大変なのです。

Second recipe セカンドレシピ | 人参養栄湯　1包／day ➕
桂枝加竜骨牡蛎湯　1包／day

　人参養栄湯のみで不安感が緩和されない場合は、竜骨や牡蛎という視点を加えてみましょう。この患者さんの場合は、ライトな桂枝加竜骨牡蛎湯が無難。安全のため1包ずつから。もちろん加味帰脾湯でも良いのかもしれません。合う方を選択することになるでしょう。

注14）日本漢方では虚証で間違いないはず。

3 不眠×処方レシピ

Case 5 30代女性　自動車部品工場の作業員

> 昼勤と夜勤を2週間交代でやっていたんですけど、うまくそれに身体が合わなくて。調子が悪くなったから会社に言って昼勤だけにしてもらったんですけど、体内時計が狂ったままで、夜寝られなくなっちゃいました。何だか冴えちゃって、ほてるっていうか、カーッとしてきますね。ベッドに入っていると何となくウトウトする時もあるんですけど、すぐ目が覚めてそこからなかなか…

その他の所見

口渇あり、便秘なし、体力に自信はない、暑がりでも寒がりでもない、月経周期は正常で、月経痛もほとんどない。

やや細身の女性。皮膚は荒れ気味で、頭髪にツヤなし。あまり睡眠が取れていないためか、疲れていそうである。抑うつ的ではない。

処方までのアプローチ

体格と体力	やや細身。体力はない。
エネルギー不足	不眠のためか疲労感がある。
エネルギー停滞	今のところはそれほどでもないか。
うるおい不足	口の渇き。入眠困難。中途覚醒。皮膚の荒れ。頭髪のツヤなし。
うるおい停滞	ほぼなし。
寒と熱	体質的な面で思い当たるところはない。入眠時にカーッとする。
レスポンダー所見	カーッとして寝付けない。中途覚醒もある。

first recipe （ファーストレシピ） | 酸棗仁湯　6包／day

　交代勤務を経験してから睡眠がうまくとれなくなってしまいました（注15）。カーッとするところから考えると熱を少し冷ますものが良さそうで、口の渇きにも配慮して酸棗仁湯をまずトライ。最初は夕食後に3包、就寝前に3包を飲んでもらいます。ベンゾジアゼピン受容体作動薬のように初日から眠れるということはまずないので、そこは予め言っておきます。患者さんは即効性を期待するので、初日で眠れないと「漢方薬なんて効かないな」と考えてしまいます。「この漢方薬が合うのなら、1週間以内に少し楽になっていると思います」と、効果の出る時期をお伝えしておきましょう。そして、眠れるようになったら減量。

Second recipe （セカンドレシピ） | 酸棗仁湯　4包／day ➕ 黄連解毒湯　1包／day

　酸棗仁湯を使用してもまだほてりやカーッとなる熱が取り切れないのであれば、寝る前に黄連解毒湯を1包使用。黄連解毒湯はうるおいを削ぎますが、酸棗仁湯でそれはカバーできます（注16）。

注 15) 日本漢方では虚証ですね。
注 16) このように、日本漢方の実証に用いる方剤でも工夫をすると虚証に使用可能なのです。

認知症BPSD:興奮・焦燥

ウラを考える

BPSD、特に怒りっぽさは介護者が困る症状。しかし、患者さんがなぜそうなっているのか理解しようと試みることが第一歩で、医療者には基本的にユマニチュードの姿勢が求められます（と言いながらも、現実はそううまくいかないのですが…）（図14）。

図14. BPSDを関係性で理解する

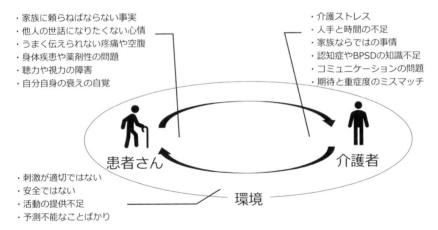

興奮や焦燥への薬剤は抗精神病薬が頻用されますが、副作用が強く出てしまい、死亡リスクの上昇も指摘されます。そのため順番的にはSSRIが先でしょうし[1]、デキストロメトルファンとキニジン少量の併用も注目されています[2]（注1）。もちろん、疼痛があると考えられたら鎮痛薬が必要[3]。しかし「死亡リスクがあるから抗精神病薬を使うな」というのは簡単なものの、臨床では使わねばならない状況も確かにあります。その時は誤嚥や血栓が生じにくいように目を光らせましょう。そして、不幸なことに

BPSDの原因の多くは"薬剤性"と言われます…！「何か悪さをしている薬剤はないか？」という疑問を持つようにして、薬剤師の先生とも協力しながら薬剤調整を進めていくことが肝腎要。

また、"てんかん"は認知症の重要な鑑別疾患でもあり併存疾患でもあります。「この患者さんの興奮は、てんかん発作ではないか？」や、「てんかん発作後のもうろう状態が遷延しているのではないか？」と想定すべし（注2）。と言いながら診断はとても難しいのですが…。「てんかんかもしれないなぁ…。でも脳波ではつかまらないし…」と思ったら、ご批判はあるでしょうけれども、診断的治療として抗てんかん薬（特に部分発作に有効なもの）をトライしてみることも方法かと。幸いなことに高齢初発のてんかんは抗てんかん薬が少量でも効きやすいのです[4]。もちろん効かなければ漫然と投与せずに中止しましょう。

漢方的にどう考える？

認知症関連の書籍の中には、興奮や焦燥を"陽性症状"、抑うつや無気力を"陰性症状"と分けているものがありますが、この用語は精神科医からすると統合失調症のための言葉。違和感を覚えてしまうため、陽性症状や陰性症状という用語を本書で認知症 BPSD を表現するためには用いません。

興奮や焦燥は漢方的に"熱"や"風"と考えます。高齢者ではエネルギーやうるおいが不足しがちであり、認知症自体はうるおいの不足や停滞が関与すると考えられます（脳という物質面で）。そして、思うようにならない世界で緊張を強いられるため、エネルギーの停滞も強いでしょう。つまり、

注1）初期にデキストロメトルファン／キニジンを 20mg ／ 10mg の配分で1日1回朝に開始。2〜3週で1日2回朝夕へ増量し、その後は 30mg ／ 10mg を1日2回朝夕（1日量では 60mg ／ 20mg）で維持。転倒の副作用がやや多くなります。

注2）特に側頭葉てんかん。

熱や風が発生しやすい基盤が整っているのです。忘れてならないのは、表向きは強く燃えているように見えても、その実は少ない燃料でやりくりしているということ。火だけを消してしまうと、残るのは燃えカスだけ（言い方は悪いのですが）。しっかりとエネルギーやうるおいを補うことが求められます。

　ただし、漢方薬は魔法の薬ではありません。基本は非薬物治療であり、その中でも患者さんの世界を理解“しよう”とする姿勢そのものが大切なのだと思います（他人のこころを理解するのはハッキリ言って無理）。それでも少し漢方治療が手助けになれば、みんなのこころにゆとりが生まれるでしょう。そのゆとりの効果は決して小さくないはずです。

活用できる方剤

　熱を冷まし、必要に応じて風を鎮めるものを使いますが、高齢者では冷ましすぎ、エネルギーやうるおいの削ぎすぎという弊害もあり、冷ましながらも同時に温めて補うという方法を選択。そのため、日本漢方の実証用と虚証用のものを併用することが多くなります。以下に述べる方剤は、認知症に限らずイライラに有効ですが、認知症と他の状態とでは投与量や併用薬が若干変わります。

認知症のBPSD：興奮・焦燥で紹介する方剤と構成生薬

● **抑肝散**（または抑肝散加陳皮半夏）
当帰、釣藤鈎、川芎、朮（白朮or蒼朮）、
茯苓、柴胡、甘草（、陳皮、半夏）

● **釣藤散**
釣藤鈎、陳皮、半夏、麦門冬、茯苓、
人参、防風、菊花、甘草、生姜、石膏

● **加味逍遙散**
柴胡、芍薬、当帰、茯苓、朮（白朮
or蒼朮）、山梔子、牡丹皮、甘草、生
姜、薄荷

● **黄連解毒湯**
黄芩、黄連、山梔子、黄柏

● **柴胡加竜骨牡蛎湯**
柴胡、半夏、桂皮、茯苓、黄芩、大
棗、人参、牡蛎、竜骨、生姜（、大黄）

● **桃核承気湯**
桃仁、桂皮、大黄、芒硝、甘草

※ メーカーによって構成生薬が少し異なる場合があります。

　では、129ページより認知症BPSD：興奮・焦燥に有用な方剤、136ページより具体的な処方レシピを紹介していきましょう。

[参考文献]
1) Leonpacher AK, et al. Effects of Citalopram on Neuropsychiatric Symptoms in Alzheimer's Dementia: Evidence From the CitAD Study. Am J Psychiatry. 2016 May 1;173(5):473-80. PMID: 27032628
2) Cummings JL, et al. Effect of Dextromethorphan-Quinidine on Agitation in Patients With Alzheimer Disease Dementia: A Randomized Clinical Trial. JAMA. 2015 Sep 22-29;314(12):1242-54. PMID: 26393847
3) Nowak T, et al. Pain as a challenge in nursing home residents with behavioral and psychological symptoms of dementia. Clin Interv Aging. 2018 May 25;13:1045-1051. PMID: 29872283
4) Tanaka A, et al. Clinical characteristics and treatment responses in new-onset epilepsy in the elderly. Seizure. 2013 Nov;22(9):772-5. PMID: 23849689

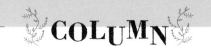

7 呑気症や機能性ディスペプシアには？

　呑気症は消化管の機能障害の典型例でしょう。エネルギー停滞を攻めることが必要で、かつ精神的な緊張もほぐしていくと良いでしょう。本書で紹介している方剤の中では、半夏厚朴湯が効果を示すことがあります。私が頻用するのは四逆散＋香蘇散の組み合わせで、非常に効果的。四逆散が心身の緊張に有効というのが大きいでしょう。それぞれ2包／dayだとちょっと弱いことがあるので、最初は四逆散を4包／dayにすることもあります。

　機能性ディスペプシアにはガイドラインに六君子湯が挙がっていますが、これはもともと食の細いようなタイプに有効。それ以外では大柴胡湯を私は用いており、頓用として黄連解毒湯を使います。胃酸が多くて粘膜に炎症があるだろうなと想定されそうな症状の患者さんに良いでしょう（検査に異常はなくても）。大柴胡湯は1日2包程度で効くことが多いです。本書で扱っていない方剤であれば、茯苓飲や茯苓飲合半夏厚朴湯もまずまず効き、これは呑気症にも有効。いくつかトライをしてみて患者さんが最もフィットしていると実感される方剤にしてみましょう。

4 認知症BPSD：興奮・焦燥×最初の一手

抑肝散（または抑肝散加陳皮半夏）
● よくかんさん（よくかんさんかちんぴはんげ）

[**レスポンダー／もともと顔色が悪く、怒る時も赤くならない人**]

「**3**漢方処方レシピ集の**3**不眠」で紹介済み（→P.110）。エネルギーとうるおいを少し補う働きもあるため、攻めすぎず使いやすい方剤だと言えるでしょう。BPSDの興奮や焦燥に対して"とりあえず"開始して良いかもしれません。漢方薬にしては多くの文献が存在しますが[1]、残念ながら質はあまり高くありません。初のDB-RCTが登場したのが2017年[2]。そこではBPSD全体に対してプラセボと有意差が付かず、興奮に対してもかなり苦し紛れなサブ解析でやっと有意差をひねり出したという見苦しい結果。これら文献では副作用はほとんどないとされていますが、観察期間の短さや臨床試験ならではの患者状況や検査の細やかさなどが要因でしょう。実臨床では偽性アルドステロン症をちょくちょく見るため、「安全だ」という意見には賛成しかねます（注3）。そして効果のほども、確かに効く人には効きますが、全体的には「うーん」と首をかしげる感じ。漢方をメインに使用する人の話や書籍はどうしても漢方礼賛になったり効果のある文献だけをピックアップしたりする傾向にあるので、話半分に聞いておく方が無難。そして、効かなければ漫然と投与せずにきちんと工夫しましょう。

　抑肝散は、補うとは言え基本的に攻めるタイプの方剤。使用するのはやはりエネルギー停滞による風の発生時とします（熱を軽くする作用は乏しいです）。全く元気のない患者さんに「それもBPSDだから」と抑肝散を選択してもあまり有効ではないでしょう。また、使用するのであれば安全を考慮し1包／dayから。特に"小柄なおばあちゃん"には注意を。

注3）　それはどんな薬剤にも言えることです。しかし、漢方薬の"安全信仰"はなぜか医療者にもあり、
　　　そこは払拭せねばなりません。

4 認知症BPSD：興奮・焦燥×最初の一手

釣藤散
● ちょうとうさん

[**レスポンダー／動脈硬化が進み、血圧が高めの人**]

方剤のまとめ

釣藤散　47番	
日本漢方の虚実	やや虚証〜中間証
不足・停滞	万遍なくカバーするが、基本的にはエネルギーの不足を軽く補い停滞を軽く攻める エネルギーの乱流から生じる風を鎮める
レスポンダー	動脈硬化が進み血圧が高め
注意	エキス製剤は降圧作用が非常に弱い 抑肝散よりもエネルギーの停滞を攻める力は弱い
その他	動脈硬化による諸症状に有効 脳血流を上げるというイメージを持つと良い

　エネルギー不足、特に食欲低下に配慮しつつ、エネルギー停滞をある程度緩和し、乱流から生じる風も鎮めます。抑肝散と似ますが、イライラや興奮・焦燥への作用は弱め。昔の報告によると、脳底動脈を拡張させるらしいです[3]。動脈硬化の関与する高血圧、頭痛、めまい、耳鳴りなど、"動脈硬化症候群"とも言える症状に用いましょう（注4）。「動脈硬化で脳血流が足りないな」という症状ですね。これが奏功すると「頭にモヤがかかっていたのが晴れた」と言ってくれます。動脈硬化の強い患者さんの抑うつにも、エネルギーの停滞を攻める方剤として使用しても良いでしょう。ただし、もともと低血圧の人には向きません。

　認知症も動脈硬化の関与が強い、すなわち血管性認知症の色合いが強い場合に用いられます。RCTはあるものの質は低く、システマティックレビュー＆メタ解析では「過大評価の可能性がある」と結論付けられています[4]。とは言え、抑肝散と同様に最初の一手に据えても良いでしょう。

注4）ただし、エキス製剤の作り方の問題から、降圧作用をほとんど持たなくなっています。

加味逍遙散
● かみしょうようさん

【　レスポンダー／他責的な印象が強く、怒る時に顔を赤くする人　】

　「**3**漢方処方レシピ集の**1**抑うつ」で紹介しています（→P.68）。抑肝散とは対照的に、顔を赤くして怒るタイプに有効（注5）。抑肝散よりも熱を抑える働きが強いため、顔を赤くする、カッカするなどの"熱"により有効となるのです。フィットする患者さんは口数がやや多めであり、抑肝散よりも怒りを表に出しやすい傾向にあります。とは言え、抑肝散との併用もまま行なわれ、後述の"次の一手"が強すぎて合わない時に良いでしょう。もちろん、女性のみならず男性にも使用されます。

　エネルギーとうるおいの不足と停滞に手広く関わる方剤ですが、こと精神症状に関しては単独で力不足なところがあり、必要に応じて他剤を合わせます。興奮・焦燥に関しては、次の一手をうまく使って効果アップを狙いましょう。

3 漢方処方レシピ集

4 認知症のBPSD：興奮・焦燥

注5）川芎という生薬が含まれているかどうか、がこの2つの違いを際立たせるポイントです。

4 認知症BPSD：興奮・焦燥×次の一手

黄連解毒湯
● おうれんげどくとう

[レスポンダー／顔を真赤にして瞬間的に怒る人、
抑肝散や加味逍遙散でも怒りが収まらない人]

　これも「3漢方処方レシピ集の3不眠」で紹介済み（→P.109）。熱を強力に冷まし興奮・焦燥を鎮めます。典型的には、古い例えかもしれませんが"瞬間湯沸かし器"のように真赤な顔でいきなり怒る人に向きます。血管を収縮させる作用もあり、鼻血を出して興奮する子どもにも用いると良く効きます。しかしながら、エネルギーやうるおいも削ぐため、高齢認知症患者さんにこれを単剤でガツンと3包／day以上使用する勇気は出ません。抑肝散に多少なりとも反応するならば、それに少量を併用してみると良いでしょう[5]。使い方としては、抑肝散2包／day程度にやや反応するも興奮・焦燥が収まり切らない場合に1包だけ足してみるくらいであったり、普段は抑肝散でまずまず良好であるならば頓用として1〜2包を用いたり。抑肝散が空振りで全く効かない、もしくはかえって悪化するのであれば、抑肝散自体が合わないことになります。その際は抑肝散をあきらめて、温めて補う方剤を黄連解毒湯と合わせながら使用してみるという方法にチェンジ（注6）。その方剤は、十全大補湯や人参養栄湯、そして、大建中湯や人参湯。エネルギー不足が強ければ前2者、胃腸の調子が悪く張るような感じなら大建中湯、胃腸の調子も悪くさらにうるおい不足もあれば人参湯を選んでみましょう。ただし、人参湯は甘草を多く含みます。偽性アルドステロン症のリスクを考慮し1包／day程度にしておくのが安全。

　加味帰脾湯や加味逍遙散と合わせると、山梔子という生薬が重なり量も多くなるため、4年や5年など長期の服用には適しません。処方する場合は、それぞれの量を少なくしましょう。

注6）日本漢方の実証虚証という枠を超えて使ってみることをオススメします。

柴胡加竜骨牡蛎湯

● さいこかりゅうこつぼれいとう

[レスポンダー／黄連解毒湯がきつすぎる人、
興奮・焦燥と不安の両者があるような人]

　「**3** 漢方処方レシピ集の **2** 不安」で紹介済みですね（→ P.87）。エネルギー停滞を攻め、風を鎮め、こころを誘導し、熱を冷ますといった作用を持ちます。黄連解毒湯の扱いが難しくうまく調節できない時や、純粋な興奮というよりも落ち着かない感じや不安が入り混じるようなタイプでは、こちらにしてみます。黄連解毒湯と同様に、甘草を含みません。その点では認知症患者さんに使用しても安全ではあります。しかし、攻めるタイプなので、そこを考えると認知症患者さんに用いるのは注意が必要。この2点は銘記しておくべきです。

　抑肝散や加味逍遙散に部分的に反応するならば1〜2包の併用で（注7）、それらが効かなければ柴胡加竜骨牡蛎湯と補う方剤の併用にします。

　熱を冷ましてエネルギー停滞を攻めるタイプの方剤であれば、もちろんこの方剤以外（例えば四逆散など）も選択肢となります。

注 7）使用中に患者さんの元気がなくなってくるようであれば、柴胡加竜骨牡蛎湯が"攻めすぎ"となります。補う方剤に変更を。

認知症BPSD:興奮・焦燥×次の一手

桃核承気湯
● とうかくじょうきとう

【 レスポンダー／便秘がちでイライラも強い人、脳血管障害のある人 】

方剤のまとめ

桃核承気湯　61番	
日本漢方の虚実	実証
不足・停滞	うるおいの停滞を攻める
レスポンダー	便秘気味でイライラも強い,脳血管障害後の興奮やイライラ
注意	冷ます作用がある 下剤成分が含まれる
その他	月経関連、産後、更年期の諸症状にも使用される

　加味逍遙散を紹介した時にチラッと出てきましたが、うるおいの停滞を強く攻める代表的な方剤。下剤成分が含まれているため、便秘がちでイライラもある時に使用します。また、CTやMRIで虚血性変化が多く認められたり、血管性の色合いを持つ認知症で生じる興奮・焦燥であったりする場合、効くことが多いでしょう。なぜなら、うるおいの停滞、特に栄養素・内分泌面の停滞は"血流障害とそれに関連する所見"なのでした。そんな所見であれば、黄連解毒湯よりもフィットする可能性が高くなります。これも攻撃的な方剤でありかつ甘草を含むため、最初の一手の方剤と合わせるなら1包／dayくらいから様子を見て。

　認知症から離れると、月経前後や産後や更年期に生じる諸症状もうるおいの停滞が強く関連します。そんな時は、この方剤を代表とする"うるおいの停滞を攻める漢方薬"を積極的に使用していきます。下剤成分の入らない代表例は桂枝茯苓丸ですが、イライラを鎮める力は弱くなります。

認知症BPSD:興奮・焦燥への漢方治療まとめ

大まかな特徴から最初の一手を選択し、それへの反応次第で次の方剤を決めていきます。高齢者ではエネルギーやうるおいが不足気味であるという点を忘れずに、補いながらも攻めるという視点が必要でしょう。ただし、薬剤で何とかしようと思えば思うほど、非薬剤治療が疎かになりがち。治療の基本は薬剤でないことを銘記しましょう (図15)。

図15. 認知症BPSD:興奮・焦燥への漢方治療まとめ

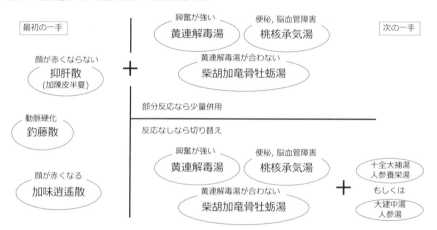

[参考文献]
1) Iwasaki K, et al. A randomized, observer-blind, controlled trial of the traditional Chinese medicine Yi-Gan San for improvement of behavioral and psychological symptoms and activities of daily living in dementia patients. J Clin Psychiatry. 2005 Feb;66(2):248-52. PMID: 15705012
2) Furukawa K, et al. Randomized double-blind placebo-controlled multicenter trial of Yokukansan for neuropsychiatric symptoms in Alzheimer's disease. Geriatr Gerontol Int. 2017 Feb;17(2):211-218. PMID: 26711658
3) 日笠穣. ヒトの脳底動脈に対する釣藤散の影響. 脈管学.27,453-456,1987.
4) Imai H, et al. Choto-san versus placebo for patients with dementia: systematic review and meta-analysis. Psychogeriatrics. 2017 Nov;17(6):466-478. PMID: 28589702
5) Okamoto H, et al. Orengedoku-to augmentation in cases showing partial response to yokukan-san treatment: a case report and literature review of the evidence for use of these Kampo herbal formulae. Neuropsychiatr Dis Treat. 2013;9:151-5. PMID: 23378767

4 認知症BPSD:興奮・焦燥×処方レシピ

Case 1　70代男性　施設入所中

（付き添いの職員）夕方くらいからとても落ち着かなくなって、大声を出して怒り出すんです。普段はこれと言って何もないんですけど、一度スイッチが入るとしばらく続きますね。きっかけですか？ うーん、いまいちはっきりしなくて。職員の声かけが気に入らないとは言っていましたが…。怒った時の顔色までは気にしたことがないですね。脳波も含めて色々と検査はしてもらったんですけど分からないと言われました。他の入所者さんも怖がってしまって…

その他の所見

口渇は分からない、便秘なし、体力は普通、暑がりでも寒がりでもない。付き添いの職員より上記。本人に問うと「元気にやっとるし、困ったこともない」という。少しやせている。じっと一点を見つめる、口をもごもごと動かす、意味もなく常同的な動作をするなど側頭葉てんかんを積極的に疑うような症状はない。

処方までのアプローチ

体格と体力	少しやせているが、診察する限りは体力がないようには見えない。
エネルギー不足	特になし？
エネルギー停滞	夕方からの興奮。
うるおい不足	認知症。夕方からの興奮。
うるおい停滞	認知症。
寒と熱	夕方からの興奮。
レスポンダー所見	情報不足で不明。

first recipe（ファーストレシピ） | 抑肝散　2包／day

　認知症患者さんの場合は本人からうまく聴取できず、付き添いのご家族や職員からの情報は足りないことが往々にしてあります（注8）。そのため、初回で治療がうまくいくことはないと考えておき、必要な情報を次回までに集めてきてもらい、少しずつ調節していくことが求められます。今回はその例で、方剤を絞り込めず「とりあえず」ではありませんが、抑肝散からトライ。夕方からの興奮のため、昼食後と夕食後に服用してもらうことにしました。

Second recipe（セカンドレシピ） | 抑肝散　2包／day ➕ 黄連解毒湯　1包／day

　2週間で抑肝散の効果を判定。少しでも変化があるかどうかで考えます。部分的に反応しながらも「あと一歩二歩欲しいな…」であるならば黄連解毒湯が合うでしょう（注9）。夕食後や就寝前に服用してもらいます。改善したら黄連解毒湯はできるだけ頓用や中止にします。もし黄連解毒湯が強すぎるのであれば、柴胡加竜骨牡蛎湯にしても良いですし、それでも…なら最初の一手の方剤である加味逍遙散や釣藤散でもO.K.でしょう。

　もちろん、薬剤を出してそれだけで解決するかは難しいところ。声かけに関しても、目線を合わせているかどうか、小さ過ぎず大き過ぎない声で、かつ話すスピードもほどよいか。たくさんの内容を一度に話していないか。患者さんからすると、後ろから声をかけられて複数の内容を頭の中で一生懸命理解して、「おぉ、今行くよ」と笑顔をつくって振り返ってみたら、もう職員はスタスタと歩いていてそこには誰もいなかったのかもしれません。それが続けば患者さんも怒るでしょう。こんな細かいところへの注意が必要になってきます。それにはマンパワーやきちんとしたお給料が大事ではありますが。

注8)　日本漢方では高齢者＋やせであれば基本的に虚証扱いになることが多いですね。

注9)　実証用の黄連解毒湯も、うまく併用することで虚証でも使用できるようになります。こんな感覚をぜひ得てください。

4 認知症BPSD：興奮・焦燥×処方レシピ

Case 2　60代男性　配偶者と2人暮らし

（配偶者）2年前に脳梗塞をしてから認知症になりまして。脳梗塞の直後はとても怒りっぽくなって入院を。じきに落ち着いてきたので退院したんですが、また最近怒ることが多くなりました…

その他の所見

口渇あり、便秘あり、体力は普通、暑がりでも寒がりでもない。
配偶者より上記。本人も「怒りっぽくなりました。もの忘れも自分でわかります。だんだん覚えられないことが増えてきて、それでイライラするのもありますね。疲れやすさですか？毎日散歩もしていますし、特にそれはないですね」と語る。中肉中背であり、体重変化もない。

処方までのアプローチ

体格と体力	中肉中背。体力は普通とのこと。
エネルギー不足	特になし。
エネルギー停滞	認知機能低下への苛立ち。怒りっぽさ。
うるおい不足	認知症。苛立ちや怒りっぽさ。
うるおい停滞	脳梗塞。認知症。
寒と熱	苛立ちや怒りっぽさ。
レスポンダー所見	便秘がちで脳梗塞後の症状。

| **ファーストレシピ** | 釣藤散　2包／day ➕ |
| first recipe | 桃核承気湯　1包／day |

　明らかな脳血管障害があり、うるおいの停滞を攻める桃核承気湯（便秘がなければ桂枝茯苓丸）は入れておきたいところです（注10）。釣藤散と合わせて使ってみて、症状の改善度を見ていきましょう。桃核承気湯1包／dayでも便秘がまだあるなら釣藤散1包／dayと桃核承気湯2包／dayにしてみても良いかと思います。

| **セカンドレシピ** | 桃核承気湯　2包／day ➕ |
| Second recipe | 柴胡桂枝乾姜湯　1包／day |

　イライラが全然収まらないのであれば、釣藤散に見切りをつけて桃核承気湯をメインとします。便の状態を見ながら桃核承気湯を増量し、うるおいの攻めすぎを抑えながらもエネルギー停滞を攻めることのできる柴胡桂枝乾姜湯を選択しました。

　脳血管障害後の認知症は、しっかりしているところとダメージの出ているところとのギャップが強く、それに本人が苦しむこともあります。器質的な要因と心理的な要因が絡まり、イライラ感はもちろん、不安、そして特に抑うつには要注意。こんな精神症状は見逃されていることも多く、介入すべき点が多々あります。しかし、アルツハイマー型認知症なら苦しまない、というわけでは決してなく、同じことです。認知症は自分のこれまで築いてきた世界が崩れていく状態であり、それは様々な精神症状の因子として働きます。「ボケれば何も分からなくなる」とか「子どもに返る」とか、そんなことはありません。さだまさしの『療養所（サナトリウム）』という歌を聞いてみましょう。

注10) 日本漢方では中間証とするかもしれません。桃核承気湯は実証用ですが、用いるのは少量であり、またエネルギー不足への配慮を持つ釣藤散がうまくカバーしてくれるでしょう。

4 認知症BPSD:興奮・焦燥×処方レシピ

Case 3　70代女性　息子夫婦と同居中

（息子の配偶者）数年前から認知症ということでかかりつけの病院に行ってお薬をもらっているんです。この半年は通帳とか印鑑とか大事なものをどこに仕舞ったか分からなくなって、昼でも夜でも探しています。先月くらいからは、私が盗ったんじゃないかとお義母さんは疑っています。テレビや雑誌では見たことがあったんですが、本当にそうなるなんて。この前はものすごい剣幕で怒り出しちゃって。もう顔つきが全然違いました。眼も血走って、顔を真赤にして興奮して。普段はそんなに活動的ではなくて、家にいることが多いんです。興奮した後も疲れるのか寝込むことが多いですね…

その他の所見

口渇なし、やや便秘、体力なし、やや寒がり。

息子の配偶者より上記。本人は「いつもこの人（息子の配偶者）には世話になっています。ケンカなんてとんでもないです。今日もここに来たのが何でか分からなくて」と小柄な身体で語るが、口調はやや攻撃的である。

処方までのアプローチ

体格と体力	小柄。体力はあまりなさそうだ。
エネルギー不足	興奮した後は寝込んでしまう。
エネルギー停滞	息子の配偶者への両価的態度。
うるおい不足	認知症。ものを盗られたと思い込み興奮する（注11）。
うるおい停滞	認知症。
寒と熱	やや寒がり。興奮。
レスポンダー所見	顔を真赤にして興奮する。

ファーストレシピ **first recipe**	加味逍遙散　2包／day

　顔を真赤にすると発言しているため、抑肝散は勝率が低そうです（注12）。そのため、最初に加味逍遙散を選択してみます。ただ、これだけでは力不足と想定され、次回の診察では併用を考慮することになるでしょう。

セカンドレシピ **Second recipe**	加味逍遙散　2包／day ➕ 黄連解毒湯　1包／day

　興奮が収まらなければ、黄連解毒湯を1包だけ追加してみます。柴胡加竜骨牡蛎湯や桃核承気湯でも良いかもしれず、これはやってみないと分からない部分も大きいでしょう。ただ、黄連解毒湯は攻撃性が高いので、"興奮した後は寝込む"というのがちょっと気になります。使うにしても少量ですね。これらで冷ましすぎるようなら、加味逍遙散ではなくもう少し温めて補う方剤（例えば十全大補湯、人参養栄湯、大建中湯、人参湯など）をサポートにしてみます。

　認知症の難しいところは、家族ならではの歴史があるという点も挙げられるでしょう。例えば、旦那さんが認知症に罹患して、介護に苦しむ奥さんがいたとします。親戚や隣人からは「もっと優しくしなさい」とか、「昔のことなんだから忘れなさい」などと言われます。しかし、ずっと下僕のように夫から扱われ暴力も振るわれて、その中で必死に子どもを育ててきたその女性からすると、許すことはできません。私たち医療者はそれを十分に知っておく必要があります。そして、だからこそ"他者"の介入が大事になるのです。そのような歴史を持たない他者が行なうケアは、大きな意味を持つでしょう。

3　漢方処方レシピ集

4　認知症のBPSD：興奮・焦燥

注11)　"もの盗られ妄想"は、自分の認知機能低下、そして家族に世話にならざるを得なくなっている状況の両者を認めたくない一心で編み出した本人なりの解決法と考えられるでしょう。

注12)　日本漢方では虚証の患者さんですね。

4 認知症BPSD:興奮・焦燥×処方レシピ

Case 4　90代男性　施設入所中

（施設職員）2ヶ月前に肺炎になってから、やせてADLがガクンと落ちちゃって。そこからものすごく攻撃的になりました。職員を叩くし、常に怒っているような感じです。怒鳴り散らすっていうと言い方は悪いんですが。夜も寝られていないみたいです…

その他の所見

口渇あり、便秘なし、体力なし、暑がりでも寒がりでもない。
職員より上記。本人は「身体が動かなくなって、車椅子にも乗せてもらっているが、ここの人たちは手荒くていかん！」と語る。肺炎後のためやせが目立つ。

処方までのアプローチ

体格と体力	やせている。体力もなくなっている。
エネルギー不足	肺炎後にADLが低下。
エネルギー停滞	おそらくはADLの低下した身体に対してのイライラが強い。本人曰く「介護スタッフが手荒い」ことによるストレス。
うるおい不足	認知症。口渇がある。ADLの低下。やせ。
うるおい停滞	認知症。
寒と熱	常に怒っている。
レスポンダー所見	現段階では不明。

ファーストレシピ first recipe	加味帰脾湯　2包／day ➕ 柴胡加竜骨牡蛎湯　2包／day

　病後のやせと ADL 低下からエネルギーとうるおいの両方が不足していることが想像され、思うようにならない身体への苛立ちからエネルギー停滞も相応に存在するでしょう（注13）。そのため、エネルギー停滞を攻めながらもしっかりとエネルギーとうるおいを補うことが必要になると考えます。肺炎後で呼吸機能が落ちてしまっているのなら、加味帰脾湯でなく人参養栄湯も良いでしょう。

セカンドレシピ Second recipe	抑肝散　1包／day ➕ 酸棗仁湯　2包／day

　抑肝散を使用しても悪くないと思います。ただ、エネルギーとうるおいの不足を補うには少しばかり力が足りないかもしれません。かつ、不眠と口渇もあることから、酸棗仁湯を併用していきます。怒りっぽさが変わらなければ、抑肝散では太刀打ちが難しいと考えましょう。柴胡をしっかり含むもの、熱を冷ますものが必要になってきます。しかし、これらを使う際にはうるおいを常に考えましょう。特にうるおいの不足気味な高齢者ではカバーしておくことが重要です。

注 13）日本漢方ではまさに虚証。でも虚証用の方剤のみでは患者さんの "熱" は冷めないことが多いのです。やはり攻める意識が必要。

4 認知症BPSD:興奮・焦燥×処方レシピ

Case 5　70代女性　娘夫婦と同居中

（娘）私の味付けが濃いとかまずいとか、お掃除もできてないと言って怒り出すんです。もともと細かくて冗談も言わないような人でしたけど、ちょっと最近は感情のコントロールができていないっていうか、そんな状態ですね。癇癪といえば癇癪ですけど、顔を赤くするような感じではないです。それで近所の病院でお薬を出してもらって。でも副作用が強く出てしまって。あ、はい。幻視もあります。特に暗いところで見えるみたいで。レビー小体型認知症って言われています。食欲は普通で、疲れやすいとかはないと思います…

その他の所見

口渇なし、便秘あり、体力は普通、どちらかというとやや寒がり。

娘より上記。本人は「この子のいう通り、確かにちょっとしたことで怒りっぽくなったような気がします。暗いところで物が見えるのは慣れまして、そんなに怖くなくなりました。食事もいただいております。週に何度かデイサービスにも連れて行ってもらいまして」と小柄な身体で丁寧に述べる。

処方までのアプローチ

体格と体力	小柄だが、体力は普通。
エネルギー不足	デイサービスにも積極的に参加。食欲低下もなさそうである。
エネルギー停滞	娘さんの家事の仕方がややストレス？
うるおい不足	認知症。癇癪を起こす。
うるおい停滞	認知症。
寒と熱	癇癪を起こす。どちらかというと寒がり。
レスポンダー所見	癇癪を起こすが、顔は真赤でない。

first recipe（ファーストレシピ） | 抑肝散　1包／day

　まずはこれから開始してみても良いでしょう（注14）。"小柄なおばあちゃん"なので、偽性アルドステロン症に注意し1包／dayからにします。2包／dayまで増量し効果判定を。

Second recipe（セカンドレシピ） | 抑肝散　1包／day ➕ 加味逍遙散　1包／day

　部分反応にとどまるのなら、効果を高めるために他剤を少量入れてみます。冷ましすぎず便秘も少し軽くしてくれる加味逍遙散を選択。甘草を含まない柴胡加竜骨牡蛎湯も候補ですが、やや寒がりという点を考慮すると、抑肝散ではなく温める方剤との併用になるかもしれません。例えば十全大補湯と柴胡加竜骨牡蛎湯の併用など。他にも便秘に配慮したものには桃核承気湯があるので、それと温める作用を持つ柴胡桂枝乾姜湯を合わせても悪くはないでしょう。

3 漢方処方レシピ集

4 認知症のBPSD：興奮・焦燥

注14）日本漢方では中間証にいるのかもしれません。

認知症BPSD:アパシー

抑うつとの違い

　興奮とは対極にあるアパシー（apathy）。統一された定義が存在しませんが、2009年のRobertによる診断基準が用いられています[1]。大まかな意味合いは"感情が動かされるはずのものに対して関心が出てこない状態"というもの。抑うつとの鑑別が非常に難しいことでも有名ですね。アパシーでは関心が出てこないので、活動できないよりも"活動しない"のであり、それへの葛藤や苦痛は伴いません。良いことや悪いことへの関心そのものがなくなり、自分自身への関心も同様。この辺りが抑うつとの違い。抑うつも慢性化すると諦めからかアパシー的に見えてくることもあり、こんな風になると鑑別が難しくなってきます。併存しているのではないかと思われる患者さんも確かにいます。

　「認知症でボーッとしてるし無気力に見えるし、これはアパシーだな」と考えがちですが、やはり抑うつ以外の鑑別も立てねばなりません。実は低Na血症で少し反応性が低下していることもあり、電解質異常や内分泌疾患など含め身体疾患・薬剤性の鑑別は常に考えるクセを付けましょう。"高齢者"、そして"認知症"は、身体疾患のハイリスクです。

　アパシーに抗うつ薬は効きにくく、特にSSRIの長期投与はアパシーをむしろ助長するかもしれません[2]。文献的には弱いながらもコリンエステラーゼ阻害剤やドパミンアゴニストが賦活してくれる印象ですが、効かない患者さんの方が圧倒的に多いですね…。「効かないから」ということで全く使わないのではもったいない感じもあり、使ってみて効果がなければすぐ撤退という強い意志のもとでチャレンジしてみても良いかもしれません。

少ないながらバチッと効く患者さんもいるので。これは宝くじのようなものかもしれませんね。当たる確率は低いけれども、買わないと（使わないと）当たらないのです。他に、アパシーでは帯状回や前頭前野の血流低下が見られるとする研究もあり[3,4]、その血流を改善させてくれる"かもしれない"治療を行なうことがあります。よって、シロスタゾールや、鰯の頭レベルのニセルゴリンがたまに、本当にたまに効くことがあるのです（個人の感想です）。そして、認知症ではない高齢者のアパシーは、認知症のリスクを高めることも指摘されます[5]。

　薬剤以外の治療はやはり運動であり、比較試験も行なわれています[6]。その試験ではアパシーの評価がセカンダリアウトカムであり、かつ有意差もギリギリ付いたという危ういものでしたが、高負荷の運動を行なった群では改善が認められました（週に2度のプログラムを12週間）。個人的には高負荷はきついと思うので、最初は他動的なところから始めても良いでしょう。少しずつ負荷を上げると、高齢者でも筋力はアップし、それは目で見て分かるようになります。また、例えば歩行であれば速度が上がり、距離も伸びます。そこを数字で評価してエンパワメントしていくと効果的。「頑張ったらその分だけ結果が出る」のは、誰であっても嬉しいものです。それを徐々に膨らませていければ治療的。ただ、マンパワーがどうしても必要になりますね…。

漢方的にどう考える？

　エネルギーの圧倒的な不足が想定され、また認知症と虚血性変化・血流低下という点からはうるおいの不足と停滞も十二分に加味しなければならないでしょう。しかしながら、アパシーは漢方薬もあまりしっかりと「効いた！」という感じがしてこないのが実情です。効果判定も2週間では短く、4週間以上使用して少し効いてくるかどうかを考えることになります。

活用できる方剤

　エネルギーやうるおいの不足を補う方剤を基本に据え、うるおいの停滞を攻める方剤を併用していきます。多くの方剤はこれまでの項目で紹介済みなので、簡単に述べるに留めます。繰り返しますが、アパシーは漢方薬でも改善を図るのがとても難しいと思います。原則として、向精神薬が有効でない病態には漢方薬も非力でしょう。もちろん「えっ！？」と思うくらいに効いてしまう患者さんもいるにはいますが、少数にとどまります。

認知症のBPSD：アパシーで紹介する方剤と構成生薬

●補中益気湯
人参、朮（白朮or蒼朮）、黄耆、当帰、陳皮、大棗、柴胡、甘草、生姜、升麻

●十全大補湯
黄耆、桂皮、地黄、芍薬、朮（白朮or蒼朮）、川芎、当帰、人参、茯苓、甘草

●人参養栄湯
人参、当帰、芍薬、地黄、白朮、茯苓、桂皮、黄耆、陳皮、遠志、五味子、甘草

●釣藤散
釣藤鈎、陳皮、半夏、麦門冬、茯苓、人参、防風、菊花、甘草、生姜、石膏

●桃核承気湯
桃仁、桂皮、大黄、芒硝、甘草

●桂枝茯苓丸
桂皮、芍薬、桃仁、茯苓、牡丹皮

※ メーカーによって構成生薬が少し異なる場合があります。

　では、150ページより認知症BPSD：アパシーに有用な方剤、154ページより具体的な処方レシピを紹介していきましょう。

[参考文献]
1) Robert P, et al. Proposed diagnostic criteria for apathy in Alzheimer's disease and other neuropsychiatric disorders. Eur Psychiatry. 2009 Mar;24(2):98-104. PMID: 19201579
2) Wongpakaran N, et al. Selective serotonin reuptake inhibitor use associates with apathy among depressed elderly: a case-control study. Ann Gen Psychiatry. 2007 Feb 21;6:7. PMID: 17313684
3) Migneco O, et al. Perfusion brain SPECT and statistical parametric mapping analysis indicate that apathy is a cingulate syndrome: a study in Alzheimer's disease and nondemented patients. Neuroimage. 2001 May;13(5):896-902. PMID: 11304085
4) Craig AH, et al. Cerebral blood flow correlates of apathy in Alzheimer disease. Arch Neurol. 1996 Nov;53(11):1116-20. PMID: 8912484

5) van Dalen JW, et al. Association of Apathy With Risk of Incident Dementia: A Systematic Review and Meta-analysis. JAMA Psychiatry. 2018 Oct 1;75(10):1012-1021. PMID: 30027214
6) Telenius EW, et al. Effect of a high-intensity exercise program on physical function and mental health in nursing home residents with dementia: an assessor blinded randomized controlled trial. PLoS One. 2015 May 14;10(5):e0126102. PMID: 25974049

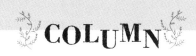

8　耳鳴りやめまいには？

　耳鳴りについては、本書で紹介しているように感覚過敏としての症状なら人参養栄湯や大柴胡湯＋抑肝散が有効です。動脈硬化が関与している印象であれば釣藤散を主軸にしますし、ストレス因子で増悪するのであれば、竜骨や牡蛎を含む方剤、特に柴胡加竜骨牡蛎湯を使います。釣藤散、そして竜骨や牡蛎を含むものを主とするならば、六味丸を併用すると効果もアップするでしょう。ただ、2週間では判定が難しく、4～5週間の服用で効果を見ます。ただ、なかなか改善は難しいなぁというのが実感。

　めまいも本書で述べているように、苓桂朮甘湯（＋四物湯）、五苓散、半夏白朮天麻湯、竜骨や牡蛎を含むものがヒットする可能性が高いです。患者さんが「めまい」と表現しても、立ちくらみであったりぐるぐる回るものであったり、歩くとふらふらしたり雲の上を歩くようにふわふわと頼りない感じがあったり、本当に色々です。それに合わせて第一選択の方剤を考えます。動脈硬化が絡んでいそうなら釣藤散も有効でしょう。本書で扱っていない方剤であれば、真武湯（しんぶとう）というのがあります。これは寒がものすごく強くエネルギーもない患者さん用で、典型的には尿量が少なく水様性の下痢があります。元気がなさすぎて寒くてふらふらもする、という時に良いでしょう。ただし附子という生薬を含むので、動悸やほてりが強くなるなどの副作用には注意を。

⑤ 認知症BPSD:アパシー×エネルギーやうるおいの不足を補うもの

補中益気湯
● ほちゅうえっきとう

[レスポンダー／身体が重く感じて疲れやすい人]

「**3** 漢方処方レシピ集の**1**抑うつ」と「**3**不眠」で紹介済み（→ P.62、P.108）。
気分を引っ張り上げる作用を持つので、何とかこれで浮上してくることを
祈りながら処方します。エネルギーを補いますが、細かくいうと少しだけ
エネルギーをめぐらせてうるおいを補う作用も持つのです。

十全大補湯
● じゅうぜんたいほとう

[レスポンダー／"枯れた"高齢者]

「**3** 漢方処方レシピ集の**1**抑うつ」でも紹介（→ P.63）。エネルギーとうる
おいの不足の両方を補います。身体的にもやせが目立つ時が良いでしょう。

人参養栄湯
● にんじんようえいとう

**[レスポンダー／"枯れた"高齢者で認知機能や
呼吸機能が低下している人]**

「**3** 漢方処方レシピ集の**3**不眠」で紹介済み（→ P.112）。十全大補湯と似
ていますが、呼吸機能のサポートを行ないます。ひょっとしたら認知機能
にも良い影響をもたらすかもしれない生薬を含んでおり（あくまでも、ひょっ
としたらという程度）、十全大補湯よりはこちらを使用する機会が多いでしょ
うか。期待を込めて、ということで。ちなみに、マウスの研究ですが、ド
パミンD_2受容体を活性化することで動機づけを高めることが示唆されて
います[1]。ただ、人間のD_2受容体にどこまで作用するかは不明であり、統
合失調症患者さんに投与しても陽性症状が悪化することはないので、仮に
結合するにしてもその力はとても弱いのでしょう。

5 認知症BPSD：アパシー×エネルギーやうるおいの停滞を攻めるもの

釣藤散
● ちょうとうさん

[レスポンダー／動脈硬化が進み、血圧が高めの人]

「**3** 漢方処方レシピ集の **4** 認知症 BPSD：興奮・焦燥」で紹介済み（→P.130）。特に頭部の画像で虚血性変化のある場合には併用してみても良いでしょう。釣藤散をうるおいの停滞を攻めるものとするのは正しくないのですが、あくまで便宜上としてここに入れています。釣藤散は動脈硬化による頭部の血流障害限定と考えてください。本来の"うるおいの停滞"はもっと広い微小循環の障害や慢性炎症を含むのです。

桃核承気湯
● とうかくじょうきとう

[レスポンダー／虚血性変化が強く便秘もある人]

これも「**3** 漢方処方レシピ集の **4** 認知症の BPSD：興奮・焦燥」で紹介しています（→P.134）。興奮していなくても、虚血性変化といううるおいの停滞が強ければ、補う方剤とセットで使用します。エネルギーやうるおいの不足には配慮がないので、単剤ではアパシーに決して向きません。処方する際はしっかり併用を。また、下剤成分を含むので、そこはメリットにもデメリットにもなります。

3 漢方処方レシピ集

5 認知症のBPSD：アパシー

5 認知症 BPSD：アパシー×エネルギーやうるおいの停滞を攻めるもの

桂枝茯苓丸
● けいしぶくりょうがん

[レスポンダー／虚血性変化が強く便秘のない人]

方剤のまとめ

桂枝茯苓丸　25番	
日本漢方の虚実	中間証〜実証
不足・停滞	うるおいの停滞を攻める
レスポンダー	白質の虚血性変化が強く便秘がない
注意	温める作用がある（のぼせてしまうことも） エネルギーやうるおいの不足への配慮がない
その他	うるおい停滞の基本となる処方 不足や停滞に応じて他剤と合わせて柔軟に 甘草を含まない

　ここでしっかりと紹介します。この方剤はうるおいの停滞、特に栄養素・内分泌の停滞を攻める作用を持ち、桃核承気湯の下剤なしバージョンとも言えるでしょう。ただ、桃核承気湯がやや冷ます傾向にあるのとは反対に、温める作用が強くなっており、場合によってはのぼせてしまうことも。割合広く使用される漢方薬ですが、エネルギーやうるおいの不足には配慮があまりなく、うるおいの停滞を攻めるのがまわりまわってエネルギーを削ぐことにもなります（注1）。よって、単剤よりは適切に他剤を併用しながら用いるべきでしょう。例えばエネルギーやうるおいの不足があればそれを補う方剤とセットで、など。とても良い方剤なので、体格や体力で使用するかどうかを決めず、うまく併用して広く使えるようにすると臨床の幅が広がるかと思います。

注1）　そのため、日本漢方では中間証から実証に使用されます。エネルギーの不足までしっかりと配慮された方剤が芎帰調血飲（きゅうきちょうけついん）というもの。個人的にはお気に入りで重宝していますがマイナーなので本書では取り上げません。メジャーな漢方薬で再現するなら、当帰芍薬散と桂枝茯苓丸を合わせます。

認知症BPSD:アパシーへの漢方治療まとめ

以上の方剤選択をまとめると図16のようになります。中心にするのは、エネルギーやうるおいの不足を補うものであり、そこに必要とあらば併用をかけていきます。併用すべてに言えますが、生薬の重なりによる副作用には注意を。

図16. 認知症BPSD:アパシーへの漢方治療まとめ

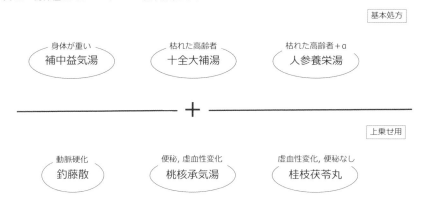

[参考文献]
1) 山田ちひろ, 他. 人参養栄湯はドパミンD_2受容体を介して新規アパシー様モデルマウスにおける食欲不振ならびに巣作り行動低下を改善する. 薬理と治療. 2018;46(2):207-16.

5 認知症BPSD:アパシー×処方レシピ

Case 1　70代男性　配偶者と同居

（配偶者）この人、脳梗塞になってから何だかやる気が出ていないんです。ずっとテレビをボーッと観て、ひげも剃らないし着替えないし、お風呂も面倒くさがっちゃって。前は盆栽いじりが趣味だったんですけど、それもしなくなってしまって。盆栽がかわいそうだから私が代わりにやってます。認知症って暴れて大変って聞いていたけど、この人は全然。その逆ですね。でももうちょっとやる気を出して欲しくて。体重はあまり変わってないと思います。腕とか足も細くなっていないし。頭痛とかめまいとかですか？そんなのはなくて、ただやる気が出ないんですよ…

その他の所見

口渇なし、やや便秘、体力は普通、やや暑がり。

配偶者より上記。本人は「うん、まぁ何もやらんでもね、良いかなと。疲れるしね」と達観したかのような発言をする。ボーッとしたような印象で覇気はなく、やる気のなさを嘆くこともない。体格は中肉中背である。

処方までのアプローチ

体格と体力	中肉中背。体力は普通とのことだが家にずっといるので詳細は不明。
エネルギー不足	アパシー。
エネルギー停滞	不明。
うるおい不足	認知症。
うるおい停滞	認知症。脳梗塞。
寒と熱	やや暑がり。
レスポンダー所見	脳梗塞後のアパシー。身体の疲れ？

first recipe ファーストレシピ | 補中益気湯　4包／day

　まずは祈りを込めて補中益気湯を出してみます（注2）。2包／dayくらいから開始して、単剤なら4包／dayまで行ってみたいところ。これで気分を引っ張り上げられれば幸いです。多めに使う時は副作用、特に偽性アルドステロン症に気を付けましょう。脳梗塞の関与が明らかなので、釣藤散を使用してみても良いかもしれません。

Second recipe セカンドレシピ | 補中益気湯　2包／day ✚
桃核承気湯　2包／day

　脳梗塞といううるおいの停滞に配慮。便秘でやや暑がりなので、桃核承気湯をチョイス。これで改善してくれるかどうか、です。忘れてならないのは、桃核承気湯は攻める力が強いということ。そのため、アパシーやエネルギーの不足が見られる患者さんに使用するなら補う方剤が必須です。これで冷えすぎるのなら補中益気湯を十全大補湯や人参養栄湯に変更します。

3 漢方処方レシピ集
5 認知症のBPSD：アパシー

注2）日本漢方ではやや虚証と考えるでしょう。以後のケースでもそうですが、高齢患者さんで活動性が低下すると多くは虚証と判定されます。

5　認知症BPSD:アパシー×処方レシピ

Case 2　70代男性　施設入所中

（施設職員）半年くらい前からレクリエーションにだんだんと参加しなくなって。ベッドに横になっていることが多いんです。声をかけても乗り気でないというか。前はこだわりがあってご自分のペースでないと怒ったりパニックになったりすることもあったんですが、今はそれすらもするのが面倒という感じですね。食事も少なくなってきて、体重も落ちました。前はもうちょっと筋肉もあったんですが。寒さだけは敏感で、厚着をしたり毛布を被ったりと調節しています…

その他の所見

口渇なし、便秘なし、体力はない方らしい、厚着をするので寒がりなのかもしれない。

職員より上記。本人は職員の不安を意に介することなく、やる気について色々問うても「面倒でしてねぇ」とニコニコしながら返答する。動かなくなり食事量も落ちたため、やせている。

処方までのアプローチ

体格と体力	細身で筋力が落ちている。体力もないらしい。
エネルギー不足	アパシー。
エネルギー停滞	不明。
うるおい不足	認知症。やせ。
うるおい停滞	認知症。前頭葉の萎縮や虚血性変化でアパシー？
寒と熱	寒がり。
レスポンダー所見	枯れた高齢者。

first recipe （ファーストレシピ） | 人参養栄湯　4包／day

　この患者さんは、ひょっとしたら自閉スペクトラム症かもしれません（注3）。認知症となりこだわりが取れてきて、でも感覚過敏は残存しているような。身体的にやせが目立ってきており、アパシーであることから人参養栄湯を開始してみます。2包／dayから始め、状態を見ながら4包／dayまで増量してみましょう。これで改善してくれれば良いのですが…。ちなみに、自閉スペクトラム症のこだわりや感覚過敏にはこの人参養栄湯を使うことがあります。

Second recipe （セカンドレシピ） | 人参養栄湯　2包／day ➕
桂枝茯苓丸　2包／day

　うるおいの停滞を攻めるものを使ってみる場合は、こんな感じでしょうか。便秘がないので桃核承気湯は積極的には使用しづらいところ。温めすぎないような注意が必要で、ほてりやのぼせが出てきたら中止し、六味丸など冷ますもので対処します。桂枝茯苓丸自体は基本的に攻める方剤である、というのは覚えておきたいところです。

注3）　この患者さん、日本漢方では虚証と考えて間違いないでしょう。

5 認知症BPSD:アパシー×処方レシピ

Case 3　80代男性　息子夫婦と同居中

（息子）お袋が3ヶ月前に足の骨が折れて入院して、それから全然何もしなくなりました。それまではお袋が何かと世話をしていて外に連れ出していたんですけど、それがなくなったら親父はずっと部屋で寝ているだけになっちゃって。だんだんやせてきているし、なんかやる気が出てくるような薬ってありませんか？

その他の所見

口渇なし、便秘なし、もともと体力はある方だったが今は動かない、暑がりでも寒がりでもない。

息子より上記。本人は力のない声で「もう何もやる気がせんでね。気力も出ん」と話す。活発さがなくなり、すっかり筋力も落ちてしまった。

処方までのアプローチ

体格と体力	細身で筋力が落ちている。今の体力は不明。
エネルギー不足	アパシー？
エネルギー停滞	配偶者の入院で抑うつ的な印象。
うるおい不足	認知症。やせ。
うるおい停滞	認知症。前頭葉の萎縮や虚血性変化でアパシー？
寒と熱	特になし。
レスポンダー所見	枯れた高齢者。

ファーストレシピ first recipe	人参養栄湯　2包／day ➕ 香蘇散　2包／day

　この患者さんはアパシーもありそうですが、抑うつの方が強いようです（注4）。抑うつは鑑別すべき症状ですが、このように両者が入り混じるような時もあるのではないでしょうか。この患者さんは抑うつの中でもエネルギーの不足＞停滞のように感じます。そのため、不足を補う方を重視するため人参養栄湯を用い、停滞を攻める方剤は軽めの香蘇散としてみました。それで改善するかどうか？また、何度も言っていますが、併用では甘草の量に気をつけたいところです（香蘇散ではなく半夏厚朴湯なら甘草を含まないですね）。用心するならば、最初に人参養栄湯を用いてエネルギー不足を補ってから停滞を攻めるという2段階にしましょう。

セカンドレシピ Second recipe	人参養栄湯　2包／day ➕ 四逆散　2包／day

　香蘇散が有効でなければ、柴胡剤に変更してみましょう。四逆散が有効かは何とも言えないところですが、シンプルな柴胡剤ということで選択。もし心窩部や季肋部の不快感や圧痛があれば、大柴胡湯もチャレンジしてみて良いでしょう。人参養栄湯で補っているのであれば、攻める力が強いものを使っても大丈夫だと思います。

注4）　日本漢方では虚証。筋力も落ちてしまっています。

5 認知症 BPSD：アパシー×処方レシピ

Case 4　70代女性　息子と同居

（息子）母親なんですけど、朝は頭が痛いから何もしたくないと言って、布団の中でずっと横になっていて。昼過ぎにやっと動き出して。でも何をやるにも面倒くさいって言ってばかり。活動しないと認知症がどんどん進むって内科に言われて。あ、血圧が高くて薬をもらっているんです。イライラはそんなに強くないと思いますよ。食事も朝は食べなくて、昼とか夜も量は少なくなったかもしれないです。多分やせました。天気で症状が動くかどうかですか？　いや、晴れていても雨でも毎日変わらないですね…

その他の所見

口渇なし、便秘なし、体力は普通だったが今は分からない、暑がりでも寒がりでもない。

息子より上記。本人は「朝は頭が重くてね、動く気がしないです。やる気がなくなったと言えばまぁそうですね。でも年ですから、別に良いかなと思いまして」と話す。特に悲観的でなく、活動しないことを苦痛にも思っていない様子。小柄であり、食事量が減ってやせた。

処方までのアプローチ

体格と体力	小柄でやせ傾向。今の体力は不明。
エネルギー不足	アパシー。
エネルギー停滞	今のところは見当たらないか。
うるおい不足	認知症。やせ。
うるおい停滞	認知症。高血圧。前頭葉の萎縮や虚血性変化でアパシー？
寒と熱	特になし。
レスポンダー所見	血圧が高めで朝の頭重感。

first recipe（ファーストレシピ） | 釣藤散　4包／day

　高血圧の患者さんは起床時に頭重感のあることが多く、何となく午前中は気が乗らない状態となる場合もあるでしょう（注5）。その時は釣藤散が第一選択とも言える方剤。イメージ的には血流を改善させて脳をスッキリさせる、といった感じです（あくまでもイメージ）。2包／dayから開始して、4包／dayまで上げてみて反応するかどうか。合うようなら午前中の症状は軽くなっているはず。「天気で症状が動くかどうか」は、うるおいの中の体液の停滞を聞いています。もしそれで「曇りや雨の日は一段と調子が悪いですね…」という答えが返ってきたら、体液の停滞を攻める方剤を選択すべきでしょう。その代表例は「**3** 漢方処方レシピ集の**1** 抑うつ」に登場した苓桂朮甘湯（→P.66）、そして同じく「**6** 向精神薬の減量サポート」に出てくる五苓散（→P.172）や半夏白朮天麻湯（→P.173）です。この五苓散や半夏白朮天麻湯は甘草を含まないことから、併用してもその点では安心です。

Second recipe（セカンドレシピ） | 釣藤散　2包／day ➕
人参養栄湯　2包／day

　釣藤散に部分反応するのであれば、あとはエネルギーやうるおいをしっかりと補ってみます。人参養栄湯や補中益気湯で対応してみましょう。釣藤散が空振りであれば、桂枝茯苓丸や桃核承気湯をしっかりと使う案件。

注5）やせ傾向ですが体力は不明です。虚証ととるかどうかは何とも。日本漢方であれば腹診（腹部の漢方的診察）も合わせて判定するでしょう。

5 認知症BPSD：アパシー×処方レシピ

Case 5　80代男性　配偶者と同居中

（配偶者）ここ3ヶ月ほどでしょうか、ボーッとしていることが多くなって。デイサービスに毎週行っているんですが、面倒だというようになって。私が連れて行こうとすると、抵抗するわけでもなく付いて来るんです。でも行ったところでボーッとして参加しようとはしません。家でもお風呂に入らなくなって、朝起きても一日中寝巻きで過ごすようになりました。内科で診てもらったんですが、よく分からない、と。認知症が進むとこんな感じになっていくとも言われました…

その他の所見

口渇なし、便秘なし、もともと体力なし、やや暑がりの傾向。

配偶者より上記。本人は「まぁ面倒でしてね。行けと言われたら行きます。でも何かしようというのは、はい、起きませんねぇ」と話す。身体を動かさなくなったためか、やややせている。

処方までのアプローチ

体格と体力	やせ傾向。体力はない。
エネルギー不足	アパシー。
エネルギー停滞	不明。
うるおい不足	認知症。
うるおい停滞	認知症。やせ。前頭葉の萎縮や虚血性変化でアパシー？
寒と熱	やや暑がり。
レスポンダー所見	今のところ見当たらない。

162

first recipe （ファーストレシピ） | 補中益気湯　4包／day

　「これだ！」という所見がなく、アパシーというところからエネルギーを補って引っ張り上げる方剤をまず使ってみて、症状がどう変化するかを見てみることにしましょう（注6）。やや暑がりとのことで、十全大補湯や人参養栄湯は合わないかもしれません。ということで、引っ張り上げる作用を持つ補中益気湯で行ってみます。繰り返しですが、多めに使う時は副作用に注意を。

Second recipe （セカンドレシピ） | 補中益気湯　2包／day ➕
 釣藤散　2包／day

　うまく行かなければ、この場合は釣藤散を併用してみます。暑がりなので桂枝茯苓丸は合いづらい印象。桃核承気湯も選択肢ですが、便秘ではないため使って下痢をしないかが心配になります。1包でも良いので使いたいところではありますが。

注6)　日本漢方では虚証と考えますが、暑がりなので温める方剤には注意を。

向精神薬の減量サポート

離脱／中断症状は何でもあり

　ここは少し詳しめに説明していきましょう。ベンゾジアゼピン受容体作動薬は大きく睡眠薬と抗不安薬とに分類されますが、その依存や離脱症状が注目されるようになり、2017年3月に『PMDAからの医薬品適正使用のお願い』として注意が促されました。2018年度の診療報酬改定で"向精神薬処方の適正化"として、「向精神薬の多剤処方やベンゾジアゼピン系の抗不安薬等の長期処方の適正化推進のため、向精神薬を処方する場合の処方料及び処方箋料に係る要件を見直す。また、向精神薬の多剤処方等の状態にある患者に対し、医師が薬剤師等と連携して減薬に取り組んだ場合の評価を新設する」こととなりました。ベンゾジアゼピン受容体作動薬に限らず、向精神薬の過剰処方は大きな問題となっているのです。そして、抗うつ薬には依存性は指摘されていないものの、中断症状が認められます（注1）。この中断症状はどんな薬剤でも出現することがあり、降圧薬を急に中止したら血圧が跳ね上がり、PPIを中止したら一時的に胃酸が多く出ます。柵を立てて堰き止めていた水が、その柵を外すとドッと流れるようなものでしょう。

　向精神薬の離脱／中断症状は実に様々なものがあり、"けいれん"まで出てきます（てんかんと誤診しないように！）。まさに"何でもあり"と考えておくべきでしょう。精神症状もあれば身体症状もあり、また「脳が揺れる感じがする」や、「キンキン耳鳴りが響いて頭の中で弾けるみたい」など、こちらが「？？」と思うような時もあります。原疾患の増悪と区別がつかないようなことも多く、何にせよ離脱／中断症状を可能な限り出さないことが最重要。もし出てしまった場合、それを医療者が「そんなのは聞いた

ことがない。不定愁訴だ」などと無下に扱うと患者さんはインターネット
で調べることとなり、それによって強い恐怖や医療不信を持ち始めること
が多いのです（注2）。そうなるとちょっとした体調変化も「これは離脱症
状…！」ととらえてしまい、それを医療者に訴えると一笑に付され、それ
らが相まって離脱／中断症状はさらに複雑化・長期化していきます（注3）。
離脱／中断症状がこじれる大きな要因は「医療者に裏切られた」や、「誰
も分かってくれない」という孤立感なのだと思います。そこを丁寧に汲み
取って一緒に解決に向かっていく姿勢こそが治療的。

減量中止はどう行なうのか

　“ゆっくり気長に慎重に”が合言葉です。『睡眠薬の適正使用・休薬ガイ
ドライン』には「1〜2週間毎に、服用量の25%ずつ、4〜8週間かけて減
薬・中止する」と記載されています[1]（この“服用量”は、最初に服用していた量を
指します）。多くの患者さんはそのペースで問題はないのですが、一部には
それが速すぎて離脱／中断症状で苦しくなる人も。そのため、一回の減量
は少量ずつ、そしてその期間も長めにします。特にベンゾジアゼピン受容
体作動薬に関しては年単位かけるような気分でいることが望ましく害も少
ないでしょう。そのため、細粒や粉砕化が活躍します（薬剤師の先生には負担
になりますが…）。減量ペースはガイドラインの言い方を真似すると「4〜8
週間毎に、服用量の約10〜25%ずつ、気長に減薬・中止する」という感じ。
これはあくまで原則なので、人によってペースは変更しましょう。かつ、
同じ量を減らしていくと飲む量が当然のことながら少なくなるため、一回
の減量が相対的に大きくなります。ビル・ゲイツが1万円落とすのと私た
ち平民が落とすのとでは、ダメージが全然違うのです。そこがきつい患者

注1）　ここでは、依存性のある薬剤を減量中止したことで生じる症状を離脱症状、依存性のない薬剤を
　　　　減量中止したことで生じる症状を中断症状として区別します。
注2）　インターネットの情報も馬鹿にはできませんが、少数の意見が大きく見えてしまいます。そして、
　　　　頼る術のない患者さんはそれを真理のようにとらえてしまいます。
注3）　それを“離脱／中断症状”と呼んで良いのかという議論はあるでしょうけれども。

さんもいるため、そんな時は一回に減らす量をさらに少なくし、期間も延長します。最後に近づくほど慎重に、というわけですね。しかしながら、長期にわたる減量は患者さんが明けても暮れてもお薬のことばかり考えてしまい、「減量することが人生の目的！」や、「この薬さえやめれば私の人生は開ける！」となることがあります（注4）。そのため、"気持ちものんびり"が重要であることを診察のたびにお伝えし、また、薬剤を中止しても待っているのは"幸せを数えたら片手で余り、不幸せを数えたら両手で足りない"ような人生かもしれないと患者さんにお話しします（注5）。ちなみに、ベンゾジアゼピン受容体作動薬に関しては、長期使用後の離脱症状が生じるまでの時間が短時間作用型で2〜3日、長時間作用型で5〜10日くらいとされています。「1週間前後で、長くとも2週間以内には出現する」と考えておきましょう。

　私は基本的に服用している薬剤をそのまま減量する方法を行ないますが、特にベンゾジアゼピン受容体作動薬に関しては"ジアゼパム換算"を参考にして置換法を試みることもままあります（図17）。抗不安薬であればジアゼパムに、そして睡眠薬であればニトラゼパムに変更して、ちょこちょこと。減量中に不安感が増す、不眠になる、のであれば、いったん前の段階に戻って仕切り直しをしたり、対症療法的に向精神薬をサポートで用いたりします。しかしながら向精神薬でのサポートはどの薬剤もエビデンスが不足しており、決定打はありません[2]。

図17. ジアゼパム換算（ジアゼパムを5として）

アルプラゾラム 0.8	ロラゼパム 1.2	ブロマゼパム 2.5	クロキサゾラム 1.5
エチゾラム 1.5	クロナゼパム 0.25	クロチアゼパム 10	ロフラゼプ 1.67
トリアゾラム 0.25	ゾピクロン 7.5	エスゾピクロン 1.5	ゾルピデム 10
ブロチゾラム 0.25	リルマザホン 2	ロルメタゼパム 1	ニトラゼパム 5
エスタゾラム 2	フルニトラゼパム 1	ハロキサゾラム 5	クアゼパム 15

漢方的にどう考える?

"漢方的にどんな状態かはまとまった知見がなく不明です。抗うつ薬やベンゾジアゼピン受容体作動薬にやや特異的な症状には"シャンビリ"とも表現される、金属が反響するような耳鳴りや皮膚の異常感覚があります。これは脳の過敏さとも言えるような状態。帰納的な見方ですが、漢方薬の中でそれに経験的に有効だったものを見ていくと、うるおい不足が離脱／中断症状のベースにあるのかもしれません(注6)。もちろんその症状で疲れたりストレスを強く感じたりするのなら、エネルギーの不足と停滞を必ず考慮。長期化すればうるおいの停滞も絡んでくるでしょう。まさに総力戦の様相を呈してきますね。治療のポイントは、やはりこじらせる前にカタをつけること。

活用できる方剤

減量中に生じた不安や不眠には各項目で紹介した方剤が有効であり、特に酸棗仁湯は睡眠薬の減量に頻用しています。"シャンビリ"や感覚過敏に関しては、うるおい不足を中心にして考えてみましょう。ただし、そのうるおい不足もエネルギーの不足や停滞から来ている可能性も考えてみます。ここでは、"シャンビリ"と感覚過敏、そしてめまいに有効な方剤を紹介。

注4) 減量にとらわれる、というわけです。
注5) これは言い過ぎですが、幸も不幸もどちらもある人生であり、決してバラ色ではない、というのは知っておいてもらいたいものです。
注6) あくまで個人の見解です。

向精神薬の減量サポートで紹介する方剤と構成生薬

● 人参養栄湯
人参、当帰、芍薬、地黄、白朮、茯苓、桂皮、黄耆、陳皮、遠志、五味子、甘草

● 大柴胡湯
柴胡、半夏、生姜、黄芩、芍薬、大棗、枳実、大黄

● 抑肝散
当帰、釣藤鈎、川芎、朮（白朮or蒼朮）、茯苓、柴胡、甘草

● 四物湯
地黄、芍薬、川芎、当帰

● 苓桂朮甘湯
茯苓、朮（白朮or蒼朮）、桂皮、甘草

● 五苓散
沢瀉、猪苓、朮（白朮or蒼朮）、茯苓、桂皮

● 半夏白朮天麻湯
半夏、白朮、陳皮、茯苓、麦芽、天麻、生姜、黄耆、人参、沢瀉、黄柏、乾姜

※ メーカーによって構成生薬が少し異なる場合があります。

では、170ページより向精神薬の減量サポートに有用な方剤、176ページより具体的な処方レシピを紹介していきましょう。

[参考文献]
1) 三島和夫 編.睡眠薬の適正使用・休薬ガイドライン.じほう.2014.
2) Baandrup L, et al. Pharmacological interventions for benzodiazepine discontinuation in chronic benzodiazepine users. Cochrane Database Syst Rev. 2018 Mar 15;3:CD011481. PMID: 29543325

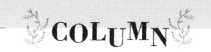

9 腰痛には？

　慢性的に続く痛みは多くの患者さんが抱える問題。本書で紹介している方剤は疼痛にスパッと効くタイプのものはなく、サポートとして働くものが多くなっています。そのため、このコラムでは本書に登場しなかった方剤をいくつか述べてみることになります。

　腰痛に関しては、基本的には五積散(ごしゃくさん)という方剤をメインに使用します。これは非常に多くの生薬を含み、少量ですが麻黄も入っているため、心疾患があれば使用は控えましょう。寒の関与する腰痛であればまずこの方剤から入りますが、麻黄が合わなければ当帰四逆加呉茱萸生姜湯(とうきしぎゃくかごしゅゆしょうきょうとう)もまずまず有効。そのうえで体液が腰から下で停滞しているような"重さ"があり、「よっこいしょ」と立ち上がるようであれば、苓姜朮甘湯(りょうきょうじゅつかんとう)(苓桂朮甘湯ではありません)。高齢で寒が関わるような腰の重だるさであれば、有名な八味地黄丸(はちみじおうがん)、それに加えて体液の停滞、特に浮腫や天候での症状変化があれば牛車腎気丸(ごしゃじんきがん)を用います。この2剤は痛みというよりも重さの方に有効(附子を含むので、ほてりや動悸に注意)。それらが無効な高齢者の腰痛であれば、十全大補湯と疎経活血湯(そけいかっけつとう)を合わせて処方してみましょう。それ以外の腰痛であれば、脊柱起立筋の緊張をほぐすために抑肝散に桂枝加芍薬湯を併用してみるのもひとつの方法です。何を使ってもあまり改善が芳しくなければ、うるおい(栄養素・内分泌)の停滞を攻めるような方剤、すなわち桂枝茯苓丸や桃核承気湯を併用しましょう。

　ただし、基本的には無理のない範囲で運動をすることが大事。怖がって安静にしすぎると、筋肉がどんどん萎縮してさらに痛みが強くなってしまいます。

向精神薬の減量サポート×感覚過敏が強い時

人参養栄湯
● にんじんようえいとう

[レスポンダー／感覚過敏で疲弊している人]

「**3** 漢方処方レシピ集の**3** 不眠」と「**5** 認知症BPSD：アパシー」で紹介済み（→P.112、150）。精神科では人参養栄湯が自閉スペクトラム症に用いられてきており、感覚過敏が軽くなるとも言われます。私が数人に使ってみたところ残念ながら効果はなく、むしろ次の大柴胡湯＋抑肝散の方が効果的でしたが。

離脱／中断症状の感覚過敏に用いる時は、この方剤がエネルギー不足をカバーするのを考慮し、疲弊している場合を優先してみると良いかもしれません。

大柴胡湯＋抑肝散
● だいさいことう＋よくかんさん

[レスポンダー／感覚過敏でイライラや緊張が強い人]

大柴胡湯は「**3** 漢方処方レシピ集の**1** 抑うつ」で紹介済み（→P.69）。また、抑肝散は「**3** 不眠」や「**4** 認知症BPSD：興奮・焦燥」で登場しています（→P.110、129）。さて、この組み合わせは飯田処方と呼ばれ、人参養栄湯と同様に自閉スペクトラム症に用いられます[1]。自閉スペクトラム症に限らず、感覚過敏のある患者さんに対して良い切れ味を持つような感じが個人的にあります。エネルギーの停滞を攻める力が強く、あまりにも患者さんが疲れている時は人参養栄湯の方が安全。もしくは、抑肝散を抜いて大柴胡湯＋人参養栄湯にしてみるのも方法でしょう。大柴胡湯には大黄という下剤成分が含まれているため、下痢や腹痛が強くなるのなら、次善の策として大柴胡湯＋抑肝散を四逆散＋抑肝散に変更します（注7）。

注7）　大柴胡湯から大黄を抜いた"大柴胡湯去大黄"という方剤もありますが、マイナーです。

6 向精神薬の減量サポート×めまいや耳鳴りが強い時

四物湯＋苓桂朮甘湯
● しもつとう＋りょうけいじゅつかんとう

[レスポンダー／頚から上の離脱／中断症状が強い人]

方剤のまとめ

四物湯　71番	
日本漢方の虚実	虚証
不足・停滞	うるおいの不足を補う
レスポンダー	頚から上の離脱/中断症状が強い (連珠飲として使用)
注意	温める作用を持つ (のぼせてしまうことも) 胃に障ることがあるので食後服用が推奨
その他	うるおい不足の基本となる処方 単剤で用いることは少なく、多くは他剤と併用 甘草を含まない

　この併用は"連珠飲"という方剤を医療用エキス製剤で再現したものです。めまいやふらつきなど、症状が頚から上のタイプなら、こちらがより有効。皮膚の異常感覚（シャンビリの"ビリ"）にはやや弱いでしょう。

　四物湯はうるおい不足を補い温める基本処方（注8）。十全大補湯も人参養栄湯も、うるおい不足を補う成分の元をたどると四物湯に行き着きます。基本処方であり、これだけを処方することはあまりありません。他剤を使うに当たりうるおい不足も補いたい時に併用とします。また、人によって胃に障るため、食後投与や減量、それでもダメなら十全大補湯に変更、もしくは香蘇散を併用してみます（注9）。苓桂朮甘湯は「**3** 漢方処方レシピ集の**1** 抑うつ（→P.66）」で述べたように、偏っているうるおい、特に体液を上半身にめぐらせ、立ちくらみに有効。四物湯のうるおい不足を補う作用をも上に持っていくのです。

　逆にほてったりのぼせたりするなど、四物湯の温める作用が合わない患者さんもいます。その時は同じくうるおいの不足を補いながらも冷ます作用を持つ六味丸に切り替えます。

注8）　日本漢方では虚証用とされますが、胃腸の働きが弱い人にはあまり向きません。
注9）　香蘇散を合わせるとなると、この場合は三剤併用となりちょっとハードルが高くなってしまいますね。

向精神薬の減量サポート×めまいが強い時

四物湯＋五苓散
●しもつとう＋ごれいさん

[レスポンダー／頭痛やぐるぐる回るめまいが強く、嘔気嘔吐を伴う人]

方剤のまとめ

五苓散　17番	
日本漢方の虚実	中間証
不足・停滞	うるおいの停滞(体液面)を攻める
レスポンダー	頭痛やぐるぐる回るタイプのめまいが強く、嘔気嘔吐を伴う
注意	温める作用を軽く持つ エネルギー不足があれば必ず補う方剤を併用
その他	軽い胃腸炎の下痢嘔吐、乗り物酔い、二日酔いにも使用可能 気圧や天候の変化で症状が悪化する時にも有用 甘草を含まない

　苓桂朮甘湯は立ちくらみに有効ですが、五苓散はぐるぐる回って嘔気嘔吐のある時がポイント。うるおい、特に体液の偏りをめぐらせる作用を持ちますが、エネルギーを補う力はあまりありません(注10)。

　この五苓散は胃腸炎の嘔気嘔吐や下痢、乗り物酔い、二日酔いなどに頻用されます。ただ、軽く温めるため、炎症の激しい胃腸炎、例えば腸管出血性大腸菌によるものなどでは単剤で用いません。あくまでも軽い胃腸炎に。炎症の激しい胃腸炎に用いるなら、小柴胡湯など冷ますものをしっかり合わせます(注11)。

　中断／離脱症状に用いる際は四物湯もしくは六味丸と合わせてうるおい不足を補うようにしましょう。そして、エネルギーに関しては補う力を持っていないため、胃の調子が悪くエネルギー不足が見られるならば、エネルギー不足を補う方剤と合わせる必要があります。蛇足ですが、「**3 漢方処方レシピ集の2 不安**」でお話しした当帰芍薬散(→P.92)は、この四物湯と五苓散から地黄と桂皮と猪苓という生薬を除いたもの。うるおいの不足と停滞への作用は、この四物湯と五苓散の併用の方が上と考えてください。

注10) 日本漢方では中間証向きと考えて良いでしょう。急性期にのみパッと使うのであればあまりこだわらなくても良いかと思いますが。
注11) この併用が柴苓湯という方剤であり、医療用エキス製剤になっています。ただ、かなり高価。

四物湯+半夏白朮天麻湯
● しもつとう+はんげびゃくじゅつてんまとう

【レスポンダー／ストレスから頭痛やふらふら感が強く、食欲低下もある人】

方剤のまとめ

半夏白朮天麻湯　37番	
日本漢方の虚実	虚証
不足・停滞	うるおいの停滞 (体液面) を攻める エネルギーの不足を補う エネルギーの乱流から生じる風を鎮める
レスポンダー	ストレスにより頭痛やふらふらするタイプのめまいが強く、食欲低下を伴う
注意	温める作用を持つ
その他	気圧や天候の変化で症状が悪化する時にも有用 甘草を含まない

　半夏白朮天麻湯はぐるぐるめまい、頭が揺れてふらふらする時、何となくはっきりしないふらふら感にも有効 (注12)。この方剤の特徴は、うるおいの停滞を攻める以外にエネルギー不足を補い、かつエネルギーの乱流から生じる風を鎮める点 (注13)。五苓散との大きな違いですね。ストレスがあり胃腸の調子が悪くめまいやふらつきが…という時に向きます。構成生薬には六君子湯の生薬が多く見られることも、エネルギー不足、特に胃の働きに配慮した証拠。温める作用も持ち、それも五苓散より強め。カーッとしてイライラする、血圧が高くなるという人にはあまり向きません。

　苓桂朮甘湯、五苓散、半夏白朮天麻湯はめまいやふらつきに用いる有名な方剤。それぞれのレスポンダーは大雑把なので、例えばぐるぐるめまいに五苓散が無効なら半夏白朮天麻湯をトライするなど、方剤間で変更を。また、これらは気圧や天候で症状が動く患者さんにも有効 (注14)。

　中断／離脱症状には四物湯や六味丸を合わせますが、これらは胃腸の調子が悪い時は負担に。1包にしたり香蘇散を合わせたりという配慮を。

注12) ちなみに「雲の上を歩いているような」というふわふわ感には竜骨や牡蛎を含むものがより効きやすいと言われます。

注13) エネルギー不足を補う力を持つため、日本漢方では虚証向きに分類されます。

注14) その症状はめまいに限りません。耳鳴りや身体の重さや痛みなど、多岐に渡ります。

向精神薬の減量サポートへの漢方治療まとめ

まとめると図18のようになります。症状に合わせて柔軟に選択していきましょう。

図18. 向精神薬の減量サポートへの漢方治療まとめ

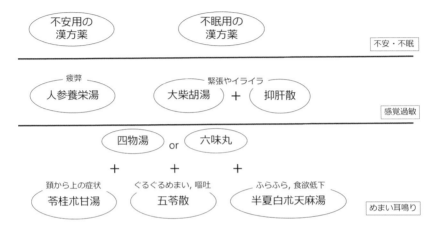

[参考文献]
1) 飯田誠.自閉症は漢方でよくなる!講談社.2010.

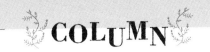

10 関節痛には？

　節々が痛いという患者さんは、特に高齢者に多く、グルコサミンやヒアルロン酸などのサプリメントのテレビCMがよく流れています。効かないんですけどね。
　その関節痛では、寒や体液の停滞が関わっていそうなら桂枝加朮附湯もしくは桂枝加苓朮附湯が第一選択と言えるでしょう（いずれも附子を含みます）。附子が合わなければ当帰四逆加呉茱萸生姜湯も選択肢のひとつです。変形性関節症と思われるような状態であれば腰痛にも用いた十全大補湯と疎経活血湯の併用が良く、それに関節水腫を伴えば、十全大補湯ではなく防已黄耆湯と疎経活血湯との合わせ技（3剤併用でも良いのですが）。体液の停滞が強く天候でずいぶんと症状が左右されるのであれば、五苓散を併用して体液バランスを整えてみましょう。腰痛と同様に、何を使っても改善しないのであれば、うるおい（栄養素・内分泌）の停滞を攻める桂枝茯苓丸や桃核承気湯を併用します。腰痛や関節痛などの痛みは14日での効果判定では厳しいため、少し気長に服用をしてもらいます。
　ちなみに関節痛もやっぱり運動が大事。変形性膝関節症は立って歩くと体重がかかって痛いため、椅子に座りながら根気強く。

6 向精神薬の減量サポート×処方レシピ

Case 1　40代女性　専業主婦

> 不眠症って言われて、内科でデパスをずっともらっていたんです。でもインターネットで依存とか認知症になるとかを見ちゃって、中止したいって先生に言ったら、その日から半分に。そうしたら2日後から全然眠れなくなって、慌てて内科に行ったら我慢しなさいと。でも2週間経っても全然良くならなくって、こちらに…。夜は全然ダメで、朝になってようやく眠気が来ます。でも睡眠時間は2時間とか3時間とかで…

その他の所見

口渇なし、便秘なし、体力はない方、もともと寒がりだが眠れなくなってから身体がほてるとのこと、月経周期は規則的で月経痛もない。
中肉中背の女性。長年服用していたエチゾラム1.0mg／dayを0.5mg／dayに減量したところ不眠症状が出現。睡眠時間を確保できず、本人はやや疲れている。

処方までのアプローチ

体格と体力	中肉中背、体力はない方。
エネルギー不足	やや疲れている。
エネルギー停滞	不眠がストレスになっているかもしれない。
うるおい不足	エチゾラムの離脱症状としての不眠。
うるおい停滞	特になし。
寒と熱	今は身体がほてる。
レスポンダー所見	離脱症状としての不眠。

ファーストレシピ first recipe	エチゾラム　0.5 mg／day ➕ 酸棗仁湯　6包／day

　エチゾラム減量による不眠が出現し、2週間経過しても改善していません（注15）。この場合はまずエチゾラムを元に戻すか、サポートとして他の薬剤を使用するか、となります。ベンゾジアゼピン受容体作動薬の離脱症状が強い時は元に戻しても追いつかないことがあり、一時的に増量をしなければならないことも。この患者さんでは、まずサポートとして酸棗仁湯を多めに使用し（夕食後と就寝前に3包ずつ）、1週間後にまた診察をするという形にしました。若干でも改善を認めていたらそれをもう1週間継続し、後は酸棗仁湯を4包程度に減量。そして、4〜8週間のサイクルでエチゾラムを0.1mgずつ引いてみます。

　エチゾラムは中止しにくいため、今回のようなことがままあります。0.25mg錠や細粒（もしくは粉砕）を用いて、より少量から減量した方が良いでしょう。そして、離脱症状が出現したら早めに元の量に戻すことが症状の遷延化や複雑化を防ぐために重要。

セカンドレシピ Second recipe	エチゾラム　0.5 mg／day ➕ 酸棗仁湯 2包／day ➕ 加味帰脾湯　4包／day

　酸棗仁湯のみで効かない場合は、不安にも用いられる加味帰脾湯を併用します。酸棗仁湯は就寝前のみに服用し、加味帰脾湯は夕食後と就寝前にそれぞれ2包で。

　エチゾラムは本当に切れ味が良くて、何にでも効いてしまうのではないかと思ってしまうくらいなのです。だからこそ処方されてしまうし、その効果を求めて患者さんも服用しがち。依存や耐性のないエチゾラムが開発されたら嬉しいなぁ、なんて思ってしまいます。

- -

注15）この患者さんは、日本漢方では虚証と考えます。

6 向精神薬の減量サポート×処方レシピ

Case 2　30代女性　中学校の教師

　不安症で、人前で話をするとドキドキして手が震えてきて。教師なんですけど生徒の前で授業する時もつらくて、かかりつけの病院でパキシルをもらって調子が良かったんです。そうしたら先生が、治ったからパキシルを中止しますと言って、薬がなくなったんです。それから耳鳴りっていうんですか、鈴が頭の中で鳴り響いているような。先生は、そんなの聞いたことがないって。MRIで検査をしても異常がなかったからここに紹介されて。他にはめまいがして、歩きだすとふらふらするような感じですね。1ヶ月くらいこれが続いていて…。疲れは少しありますけど、強くはないです。晴れていても雨が降っていても症状は変わらないですね…

その他の所見

口渇なし、便秘なし、体力はない方、もともと寒がり、月経周期は遅めで月経痛が多少ある。
パロキセチン40mg／dayで寛解状態にあったが、急に中止したことで中断症状が出現した。診察室に入る時もその細身の身体がややふらつく。

処方までのアプローチ

体格と体力	細身、体力はない方。
エネルギー不足	多少の疲れやすさ。
エネルギー停滞	中断症状自体がストレス。
うるおい不足	抗うつ薬の中断症状。遅めの月経周期と月経痛の存在。
うるおい停滞	遅めの月経周期と月経痛の存在。ふらふらするめまい。
寒と熱	遅めの月経周期。寒がり。
レスポンダー所見	抗うつ薬中断後の耳鳴りとめまい。

ファーストレシピ	パロキセチン　10mg／day ➕ 四物湯
first recipe	2包／day ➕ 苓桂朮甘湯　2包／day

　SSRIの中でもパロキセチンは中止しづらく[1,2]、この場合はパロキセチンを少量戻すことが求められるでしょう（注16）。そのうえで、連珠飲（四物湯＋苓桂朮甘湯）を開始します。1週後に診察し、改善していればそのまま、現状維持であればパロキセチンをもう少し戻してみます。

セカンドレシピ	パロキセチン　10mg／day ➕ 四物湯　2
Second recipe	包／day ➕ 半夏白朮天麻湯　2包／day

　連珠飲が効果を示さなかった場合は、苓桂朮甘湯の部分を他の方剤に変更。今回は"ふらふらする"と"多少の疲れやすさ"から、五苓散ではなく半夏白朮天麻湯を選択してみました。両方トライしてより有効な方を選択するというやり方でも構いません。どちらが有効かは蓋を開けてみないと分からない部分も大きいので。

[参考文献]
1) Hindmarch I, et al. Abrupt and brief discontinuation of antidepressant treatment: effects on cognitive function and psychomotor performance. Int Clin Psychopharmacol. 2000 Nov;15(6):305-18. PMID: 11110006
2) Baldwin DS, et al. A double-blind, randomized, parallel-group, flexible-dose study to evaluate the tolerability, efficacy and effects of treatment discontinuation with escitalopram and paroxetine in patients with major depressive disorder. Int Clin Psychopharmacol. 2006 May;21(3):159-69. PMID: 16528138

注16) 日本漢方では虚証の患者さんですね。

6 向精神薬の減量サポート×処方レシピ

Case 3 40代男性　運輸会社の運転手

　うつ病になって休職して、復職しようとしたんですが、今飲んでる薬だと運転できないと言われて。僕ずっとドライバーやってきたんで、部署異動なんか無理って言ったら、じゃあこの薬をやめようということで、処方されなくなったんです。それから色んな物音が頭に響くようになるし、光もやたらまぶしいんです。主治医の先生に聞いてみたら、そんなの知らない、元からあった症状じゃないかとか発達障害じゃないかとか言われて。でも薬をやめてからなんですよ、この症状。それまではこんなことなかったのに…。それで先生のところを紹介されて来たんですけど…

その他の所見

口渇なし、便秘あり、体力はある方、暑がりでも寒がりでもない。
大柄でやや威圧感がある。アルプラゾラム1.2mg／dayを処方されていたが、このままでは運転業務に就けないと言われ、一気に中止。そこから感覚過敏症状が出現。診察室では処方した医療者に対する怒りを表明する。

処方までのアプローチ

体格と体力	大柄、体力はある。
エネルギー不足	疲れやすさや食欲不振は認めない。
エネルギー停滞	感覚過敏でストレス。処方した医者が症状を分かってくれない。
うるおい不足	ベンゾジアゼピン受容体作動薬の中断症状。
うるおい停滞	今のところはない。
寒と熱	主治医への怒り。
レスポンダー所見	ベンゾジアゼピン受容体作動薬中断後の感覚過敏。

ファーストレシピ *first recipe*	アルプラゾラム　0.6mg／day ➕ 大柴胡湯 2包／day ➕ 抑肝散　2包／day

　まずアルプラゾラムを朝昼夕食後に0.2mgずつ戻してみて、大柴胡湯と抑肝散を合わせて処方 (注17)。これにより改善するかどうかになりますが、便秘の状態を見てそれぞれ3包ずつまで、もしくは抑肝散2包／day＋大柴胡湯4包／dayなどに増量してみても良いでしょう。合わなければ、大柴胡湯を四逆散に変更。

セカンドレシピ *Second recipe*	アルプラゾラム　0.6mg／day ➕ 人参養 栄湯　2包／day ➕ 六味丸　2包／day

　この患者さんに人参養栄湯を使用するとしたら、温め作用を相殺するために六味丸を合わせておくと良いでしょう。これも3包ずつまで増量、もしくは患者さんのほてり症状（人参養栄湯で温め過ぎてほてる）などを参考にしてどちらかを2包に、そしてもういっぽうを4包にするなどの調整が必要になるかもしれません。

注 17) 日本漢方では実証と考えて良いでしょう。

6 向精神薬の減量サポート×処方レシピ

Case 4 　30代女性　病院の受付

　メイラックスの2mgを内科でずっともらっていて、今度仕事を辞めることになったので薬も減らしましょうと言われました。でも半分にしたら不安な感じが出てきて、すぐに元の量に戻しました。そこから1／4減らしてみたんですけど同じ感じでなかなか。精神科で減らしてもらうようにと言われて来ました。何だか心配というか、何か気になってしまって手に付かないような感じです。ドキドキとか悪夢とかはないですけど、少し眠りは浅いと思います。お昼も眠いんですけど、夜になるとどうしても眠りづらくて。ちょっと食欲は減っていますね…

その他の所見

口渇なし、便秘なし、体力はない方、やや寒がり、月経周期は規則的で月経痛は軽度、夕方は足が少し浮腫むらしい。

ロフラゼプ酸エチル2mg／dayを処方されて安定していたが、辞職することで内服中止の方針となった。しかし離脱症状のためなかなか減量できていない。不安症状と不眠症状があり、食欲も低下気味。細身であり、診察室では声にやや疲れが見える。

処方までのアプローチ

体格と体力	細身、体力はない方。
エネルギー不足	やや疲れ気味。食欲低下。昼間の眠気。
エネルギー停滞	明らかなものはない？（受付業務はストレス？）
うるおい不足	ベンゾジアゼピン受容体作動薬の中断症状。軽度の月経痛。
うるおい停滞	軽度の月経痛。足が少し浮腫む。
寒と熱	やや寒がり。
レスポンダー所見	ベンゾジアゼピン受容体作動薬中断後の不安と不眠。

| ファーストレシピ | ロフラゼプ酸エチル　1.8mg包／day ➕ |
| first recipe | 加味帰脾湯　4包／day |

　ロフラゼプ酸エチルを2mgから1.5mgにしても離脱症状が出てしまったので、もう少し細やかに減らしていきます（注18）。そしてサポートの漢方薬は、心配性、昼間の眠気と夜の不眠、エネルギー低下傾向などから加味帰脾湯としてみます。もし冷えすぎるようなら、"加味"帰脾湯ではなく帰脾湯を使用した方が良いのですが、採用がなければ加味帰脾湯2包／day＋人参養栄湯2包／dayなど温める方剤を合わせておきます。しかし、加味帰脾湯は冷ます力が弱めなので、そこまで問題になることはないかと思います。

| セカンドレシピ | ロフラゼプ酸エチル　1.8mg／day ➕ |
| Second recipe | 桂枝加竜骨牡蛎湯　4包／day |

　加味帰脾湯で改善なければ、桂枝加竜骨牡蛎湯をトライしてみます。4包だと甘草がやや多め（2.67g）になるので注意し、改善したら減量。これでパッとしなければ当帰芍薬散を（注19）、不眠が改善しない場合は酸棗仁湯を、それぞれ桂枝加竜骨牡蛎湯も減量したうえで併用しても良いでしょう。

注18）日本漢方では虚証ですね。
注19）「足が浮腫む」というところから、四物湯ではなく体液面の停滞を攻める作用も持つ当帰芍薬散としました。

6 向精神薬の減量サポート×処方レシピ

Case 5　60代男性　スーパーの警備員

　定年になって仕事を辞めて、警備のアルバイトをしています。もう10年以上かかりつけの整形外科でデパスを1錠だけ出してもらっていまして。仕事も辞めたんだから薬も辞めるかと先生に言われて、辞めたんです。そしたらめまいが強くなって。ふわっていうか、ぐるーっと回るような感じですね。耳鼻科に行って検査してもらったんですけど異常なしでした。デパスを辞めた直後はぞわぞわするような感じがありましたけど、それは1週間しないうちに良くなりました。めまいだけですね、残っているのは。でも、どんな時にめまいがするかはよく分からないんです。24時間ずっとしているわけじゃないですし、イライラした時とかのきっかけも思い当たらないですし…

その他の所見

口渇なし、便秘なし、体力はある、暑がりでも寒がりでもない。
中肉中背。エチゾラム0.5mg／dayを10年以上処方されていた。中止に伴い離脱症状が出現したが、めまい以外は改善。

処方までのアプローチ

体格と体力	中肉中背、体力はある。
エネルギー不足	特になし。
エネルギー停滞	特になし。
うるおい不足	ベンゾジアゼピン受容体作動薬の中断症状。
うるおい停滞	ぐるぐる回るめまい。
寒と熱	特になし。
レスポンダー所見	ベンゾジアゼピン受容体作動薬中断後のめまい。

| ファーストレシピ
first recipe | エチゾラム　0.25mg／day ➕ 四物湯
2包／day ➕ 五苓散　2包／day |

　エチゾラムを半分戻してみて、そのうえで、サポートを入れます（注20）。ぐるぐると回るめまいなので、五苓散をまずトライ。しかしながら、五苓散はエネルギーの不足を補う力をあまり持たないため、必要があれば四物湯を十全大補湯や人参養栄湯に変更します。めまいの出現するきっかけが分かればそこをヒントにできるかもしれませんが、今回は不明でした。

　この場合、エチゾラムは0.125mgをそれぞれ朝夕食後としてみます。半減期が短いため分散させるのが良さそうですね。Case1（→P.176）は同じエチゾラムでも不眠症状だけだったので、分散させずに就寝前のみの投与としました。

| セカンドレシピ
Second recipe | エチゾラム　0.25mg／day ➕ 四物湯　2包／day ➕ 半夏白朮天麻湯　2包／day |

　五苓散が効かない場合は苓桂朮甘湯や半夏白朮天麻湯に変更します。どちらがより有効なのかは何とも言えないため、実際に処方をしてみて患者さんに合う方を選ぶことになるでしょう。そのことは前もって患者さんに説明をしておくこと。漢方にどんどん詳しくなれば、一発で当たる確率も高まってくるとは思います。

注20）日本漢方では実証寄りと考えて良いかと思います。

向精神薬との併用

残存する場合は…

　うつ病や不安症と見立てて向精神薬を使用しても、症状が残ることは珍しくありません。強く残る場合は精神科に紹介した方が良いのではないかと私は思います。ただ、うつ病の場合は色々治療を工夫して認知行動療法まで併用しても、長期の寛解率は70%弱に留まるとも報告されているのです[1]。うつ病、結構手強い…。

　しかし、効かないと思ったら「本当に精神疾患なの…？」と最初に考えましょう。「甲状腺機能低下症かも？」とか「食べ物の味がしなくて気が滅入るなんて言っていたけど、実は亜鉛欠乏とか…？」など、はたまた「疲れて身体が動かないって、ひょっとして鉄欠乏かも…（注1）」など。繰り返しですが、身体疾患や薬剤性を考慮します。誤診の可能性を残すのが重要で、抗うつ薬が効かないという事実は身体疾患や薬剤性の可能性を押し上げるのです。「治療抵抗性」と呼ぶ前に、ちょっと立ち止まって考えることが大切です。

　"治療抵抗性"であれば向精神薬の工夫を。しかしながら、ほんの少し残る症状であれば、あえて変更したり追加したりというのはあまり頭に浮かばないかもしれません。できるだけ症状の外に目を向けてもらう、睡眠を十分に確保してもらうなどの生活指導が重要となってくるでしょう。患者さんをエンパワメントしながらじっくり腰を据えることがポイント。

注1）特に女性では、Hb低下がなくてもフェリチン＜50であれば補いましょう。倦怠感が改善されます。

漢方的にどう考える?

　これまで見てきたように、漢方的には、疲労感はエネルギーの不足、おっくう感はエネルギーの停滞、不安や不眠はこころのうるおい不足、興奮（イライラ）はエネルギーの停滞や熱が主に関与します。もちろん、エネルギーとうるおいとの相互作用を忘れないように（図19）。症状が残るということは、それらの改善が向精神薬の治療であと一歩のところでとどまっているのです。今一度、相互作用と寒・熱をしっかりと意識してみましょう。

図19.　相互作用と寒・熱の軸で理解する

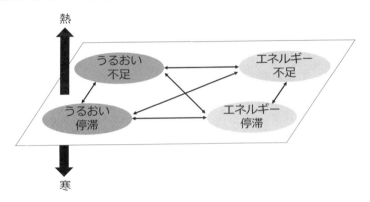

活用できる方剤

　向精神薬による治療後も"軽く"残る症状に対し、これまで出てきた方剤を追加することになります（注2）。ずらっと方剤を挙げるので、分からない点はそれぞれの方剤を紹介しているページに飛んでみてください。この項目は、これまでのまとめ的な位置づけと思ってもらうと良いでしょう。

　ただ、向精神薬との併用は、しないに越したことはありません。投与初期の副作用も初回投与量を添付文書の半分から開始することで多くの場合

注2）　生活を強く邪魔するくらいに症状が残るのなら、漢方は悪手です。精神科に紹介しましょう。

は回避できるため、私は積極的に漢方薬を重ねません。「薬剤は変更しづらいし、かと言ってこれ以上の減量は難しいし…」という時になって漢方薬を副作用対策に使用してみます。基本的に、向精神薬を十分量使用している状態で漢方薬を追加するのは"ちょっとした不調"が残る時。その場合は生活指導に漢方薬をプラスしてみても許容範囲なのではないでしょうか。身体症状についてはいくつかコラムで扱います。

向精神薬との併用で紹介する方剤と構成生薬

六君子湯	加味帰脾湯	芍薬甘草湯	釣藤散
補中益気湯	柴胡加竜骨牡蛎湯	黄連解毒湯	桃核承気湯
十全大補湯		抑肝散	
香蘇散	柴胡桂枝乾姜湯	抑肝散加陳皮半夏	
半夏厚朴湯	桂枝加竜骨牡蛎湯	酸棗仁湯	
苓桂朮甘湯		人参養栄湯	
四逆散	甘麦大棗湯		
加味逍遙散	当帰芍薬散		
大柴胡湯			
［構成生薬はP.60参照］	［構成生薬はP.84参照］	［構成生薬はP.106参照］	［構成生薬はP.127参照］

※ メーカーによって構成生薬が少し異なる場合があります。

では、190ページより向精神薬との併用に有用な方剤、192ページより具体的な処方レシピを紹介していきましょう。

[参考文献]
1) Rush AJ,et al.Acute and longer-term outcomes in depressed outpatients requiring one or several treatment steps: a STAR*D report. Am J Psychiatry. 2006 Nov;163(11):1905-17. PMID: 17074942

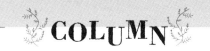

11 腹痛や過敏性腸症候群には？

　原因が分からないけれどもお腹が痛い、というのはよく経験します。多くは"寒"が関わるので、それへの対処と平滑筋の収縮を緩和することを目的として処方をします。代表的なものが当帰芍薬散ですが、効果を強めるには当帰芍薬散＋大建中湯という組み合わせに。1日に2包＋4包、3包＋3包、4包＋2包など配分は変更しますが、少し"寒"への配慮は落ちるものの、同様な働きを期待して桂枝加芍薬湯、子どもではそれに水飴を足した小建中湯も基本処方として有名ですね。当帰芍薬散や、特に桂枝加芍薬湯は腹痛時の頓用としても使えます。芍薬甘草湯も頓用に良いのですが、これはほんの少しだけ冷ます作用を持つので、寒ががっちり関わっているのであればちょっと向かないかもしれません。

　しかしながら、基本処方のみでは改善があと一歩に留まりがち。骨盤内うっ血症候群と言われる病態には、やはりうるおい（栄養素・内分泌）をめぐらせる方剤を合わせねばなりませんし、他には腹痛にストレス因子が強く関与することを考慮せねばなりません。ストレスが一枚噛んでいる際は四逆散や加味逍遙散など、柴胡を含む方剤をこれらに追加してみます。食欲も低下している過敏性腸症候群の患者さんに六君子湯と四逆散を合わせて処方してスパッと奏功したことがあり、記憶に残っています。

　私自身は研修医の頃、麻酔科ローテーション中は手術室に入るやいなや腹痛と下痢に襲われ、頻回にトイレへ行っていました。まだ漢方も知らない時期であり、OTCのストッパ®をオペ着のポケットに忍ばせておりました。でも、漢方を使ってもあの腹痛と下痢は改善しなかったような気がします。思い出したくもないくらいに大変だったなぁ…。麻酔科ローテーションが終わったらすぐに治って万々歳。

7 向精神薬との併用×不調時

疲労感

　基本的にはエネルギー不足なので、六君子湯や補中益気湯が多く使われます。うるおい不足も同時にあると想定される場合は、補中益気湯の他に十全大補湯や加味帰脾湯や人参養栄湯が選択肢になりますし、他には当帰芍薬散も良いでしょう（注3）。立ち仕事や歩きすぎることによる筋肉の疲れであれば、筋肉への栄養素の不足なので芍薬甘草湯が有用です。午前中の疲労感が強く立ちくらみもあるようなら苓桂朮甘湯を選んでみましょう。不眠も出現しているなら酸棗仁湯が有効。もちろん、エネルギー停滞から不足につながることも多いため、その際は停滞を攻める方剤を併用する必要が出てきます。

おっくう感

　エネルギー停滞の関与が大きいため、香蘇散や半夏厚朴湯が広く使用されます。疲労感でも挙げましたが、血圧が低めで午前中に不調が強ければ苓桂朮甘湯。精神的なストレスが強いなら、よりエネルギー停滞を攻める力を持つ"柴胡剤"を使用します。本書で登場した柴胡剤は四逆散、加味逍遙散、抑肝散、柴胡加竜骨牡蛎湯、柴胡桂枝乾姜湯、大柴胡湯ですね（抑肝散は柴胡剤の派生的な立ち位置ですが）。状況に応じてこれらの使い分けをします。高血圧や脳血管障害後で特に午前中の不調があれば、釣藤散も良いでしょう。攻める力の強い方剤はエネルギーやうるおいを削ぐ傾向にあるというのは必ず覚えておくこと。

不安

　こころのうるおいを補うことが主な方法。ただし、ストレスや疲労の関与が大きそうであれば、エネルギーの不足と停滞をしっかりと治療します。

注3）エネルギー不足を補う力はあまり強くなく、またうるおいの中の体液面の停滞を攻めるため、やせや疲労感が強すぎる場合はあまり向きませんが。

そのうえで、色々なことが心配になり疲れてしまうなら加味帰脾湯がベースとなるでしょう。むしろ神経が過敏となりドキドキビクビクして恐怖感が強いのなら、竜骨や牡蛎を含む方剤（柴胡加竜骨牡蛎湯、柴胡桂枝乾姜湯、桂枝加竜骨牡蛎湯）から選択します。感情が昂ぶり慟哭するのであれば、甘麦大棗湯。パニック症なら、苓桂朮甘湯・甘麦大棗湯・竜骨や牡蛎を含むものの組み合わせで対処が可能なことも多いです。

不眠

不安と対処は同様ですが、酸棗仁湯や人参養栄湯が加わります。そして、入眠困難ではエネルギー不足と熱を考え、補中益気湯や芍薬甘草湯や黄連解毒湯が登場します。また、緊張感や気の昂ぶりで寝付けない場合には抑肝散や抑肝散加陳皮半夏。この辺りをうまく使っていきます。

イライラ感

エネルギー停滞と熱を考慮しますが、なぜエネルギーが停滞しているのか、熱が発生しているのかまで考えましょう（注4）。"柴胡剤"を使用することが多いものの、抑肝散は熱が盛んで顔が真赤になる時にはあまり有効ではありません。柴胡剤以外には、釣藤散と黄連解毒湯と桃核承気湯が本書で登場しました。また、同じイライラでも特に高齢者はうるおい不足がベースにあるので、うるおい不足を補う方剤を併用します。そして、めまいやふらつき、頭痛やけいれんなどが認められたら「風も起こっているな」と考え、竜骨や牡蛎を含むもの、抑肝散、釣藤散などを使ってみましょう（これらに含まれる生薬の釣藤鈎、竜骨、牡蛎が風を鎮めます）。

注 4）エネルギーの不足やうるおいの不足・停滞がどれだけ関与しているか、ということです。

7 向精神薬との併用×処方レシピ

Case 1　50代男性　運輸会社の運転手

　仕事に戻って調子はだいぶ良いです。ただ何でしょう、これはずっとなんですけど、頭がモヤッとしていて、ちょっとめまいがしますね。はい、脳梗塞になってから。血圧が高いから内科で薬をもらってますけど、それでも何となく頭が働かないというか、フラッとするというか。前みたいにすごく落ち込むことはないんですけど…。時間帯ですか？朝というか、午前中ですね。身体を動かしているとちょっと楽になってきます。仕事は忙しいですけど、人間関係でストレスは特に。疲れないようにセーブもしていますよ…

その他の所見

口渇なし、便秘なし、体力は普通、暑がりや寒がりでもない。

脳梗塞後にうつ病を発症し、エスシタロプラム20mgに良好な反応を示し復職したが、何となく頭の調子が良くないという。中肉中背だが、脳梗塞の前は太っていたと語る。

処方までのアプローチ

体格と体力	やや太っていたが、脳梗塞後は摂生してやせて今は中肉中背。体力は普通である。
エネルギー不足	仕事をセーブして疲れないようにしている。
エネルギー停滞	血圧が高く、フラッとする。
うるおい不足	今のところなし？
うるおい停滞	脳梗塞の既往。
寒と熱	体質で思い当たるところはない。
レスポンダー所見	脳梗塞後の頭の症状、高血圧。

ファーストレシピ first recipe	エスシタロプラム　20mg／day ➕ 釣藤散　2包／day

　脳梗塞後や高血圧でフラッとしたり何となく頭の調子が良くなかったりというのは、エネルギーの乱流から風が生じていると考えます（注5）。その風を鎮めるのは釣藤散ですね。まずは2包／dayくらいから。寝る前もしくは朝食後に2包を服用ですが、どちらが良いかは両方を患者さんに試してもらいます。効かなければ4包／dayまで行きましょう。同じ「フラッとする」でも、釣藤散と苓桂朮甘湯は対極にある存在。ちなみに、脳卒中後はうつ病を発症しやすく、しっかりと治療することが重要。うつ病を発症すると機能的な回復が悪く、死亡率が高くなるのです。抗うつ薬は死亡率を下げて機能的な回復を高めることが知られています[1]。

セカンドレシピ Second recipe	エスシタロプラム　20mg／day ➕ 釣藤散 2包／day ➕ 桂枝茯苓丸　2包／day

　釣藤散単剤で改善が乏しければ、うるおい停滞を攻める方剤を併用してみます。便秘が強ければ桃核承気湯ですが、そうではないので今回は桂枝茯苓丸としました。

[参考文献]
1)　Robinson RG, et al. Post-Stroke Depression: A Review. Am J Psychiatry. 2016 Mar 1;173(3):221-31. PMID: 26684921

注5)　この患者さんは日本漢方では中間証で良いかと思います。

7 向精神薬との併用×処方レシピ

Case 2　30代女性　子育て中の専業主婦

> おかげさまで、うつの方はだいぶ良くなって。最近は、そうですね。疲れるとちょっとイライラすることがあります。気持ちに余裕があれば良いんですけど、そうもいかない時がたまに。あ、疲れやすさは産後からですね。産後の肥立ちが悪いんだって母親からは言われました…

その他の所見

口渇なし、便秘なし、体力はない方、やや寒がり、月経での症状変化はない、月経痛も軽度。

子どもがイヤイヤ期（2〜3歳）でいうことを聞かず、自責的となりうつ病を発症。不眠も強くミルタザピン45mgで治療しほぼ寛解に至った。子どもが成長して当時より手がかからなくなったことも大きい。疲れた時のイライラが目下の困りごと。体格はやや細身で、大きな体重変動は見られない。

処方までのアプローチ

体格と体力	やや細身。産後から疲れやすくなったという。
エネルギー不足	産後から疲れやすい。
エネルギー停滞	イライラする。
うるおい不足	産後から疲れやすい。
うるおい停滞	産後から疲れやすい。
寒と熱	やや寒がり。イライラする。
レスポンダー所見	明らかな所見に乏しい。

| **ファーストレシピ** | ミルタザピン　45mg／day ➕ |
| first recipe | 十全大補湯　2包／day |

　「この方剤！」に絞るレスポンダー所見に乏しい状態ですが、一定の方向性は出ると思われます（注6）。イライラするとは言いますが、疲れた時のイライラなので、エネルギー不足が基盤にあると考えます。しっかりとエネルギーを補い疲れにくくなれば、結果的にイライラも軽くなるでしょう。さらには産後からの疲れやすさということなので、うるおい不足も想定します。となると、エネルギーとうるおいの両者を補うものから入ってみることになります。十全大補湯が候補ですが、温めるのでイライラが強くなるかもしれません。その際は少量の黄連解毒湯を足すか、エネルギーを補い温め作用を気にしなくても良い補中益気湯への変更が良いでしょうか。

| **セカンドレシピ** | ミルタザピン　45mg／day ➕ |
| Second recipe | 加味逍遙散　2包／day |

　ブロードにカバーする加味逍遙散も方法のひとつ。単剤だと力不足のことも多く、産後からの疲れといううるおい関連の病態を考えると、これに当帰芍薬散を追加したくなります。

注6）日本漢方では虚証と判断して良いでしょう。

7 向精神薬との併用×処方レシピ

Case 3　30代男性　精密機器会社の事務

　復職して毎日行けています。今は定時で帰っていますけど、来月からは残業も少しずつ。大丈夫だと思います。疲れやすさも特に感じないですし。上司は相変わらず口が悪いんですが、仕事だけの関係なので割り切って、気にしないようにしています。気がかりなことは、そうですね、やっぱり嫌味を言われたり怒られたりすると、しばらく喉の違和感っていうか、変な感じになりますね。でも上司も4月から異動なので、重くは考えないようにしています…

その他の所見

口渇なし、便秘なし、体力は普通、暑がりでも寒がりでもない。

仕事は遅いが丁寧で真面目な男性。体格は中肉中背。上司の態度がきつく、うつ病を発症。休職をしてエスシタロプラム20mgで治療を行ない、復職した。上司の異動まで3ヶ月であり、それが待ち遠しい様子 (注7)。

処方までのアプローチ

体格と体力	中肉中背。体力は普通。
エネルギー不足	特になし。
エネルギー停滞	怒られると喉の違和感。
うるおい不足	特になし。
うるおい停滞	症状の悪化？
寒と熱	特になし。
レスポンダー所見	喉の違和感。

ファーストレシピ first recipe	エスシタロプラム　20mg／day ➕ 半夏厚朴湯　4包／day

　上司の言動でストレスを感じている様子 (注8)。喉の違和感ということで、半夏厚朴湯をまずトライ (注9)。これでエネルギーの停滞を攻めて改善するかどうかを考えます。4包／dayまで使用してピクリとも変化がなければ、他の方剤に変更。症状の悪化をうるおいの停滞と解釈すれば、そこを攻める方剤の出番となります。

セカンドレシピ Second recipe	エスシタロプラム　20mg／day ➕ 四逆散　2包／day

　半夏厚朴湯に部分反応するなら、それと柴胡剤とを併用しても良いでしょう。全く反応しないなら、変更を行ないます。今回はシンプルな四逆散を選んでみました。美味しくないので2包／dayから始めて、飲めるなら増量してみます。もちろん4包／dayから開始してみても良いのですが。他には柴胡加竜骨牡蛎湯＋桂枝加芍薬湯なども上司への怖さや緊張感から選択の候補でしょう (注10)。先述のうるおいの停滞を攻める方剤も然り、色々と策はありますね。

注7)　パワハラをした方がのうのうと会社に居座って、された方が休職して服薬もするなんて、変な世の中です。
注8)　日本漢方では中間証と判断するかと思います。
注9)　ただし、血圧が低めであったり立ちくらみがあったりするのなら、苓桂朮甘湯も候補です。
注10)　緊張感が強いとやはり柴胡＋芍薬という組み合わせを用いたくなります。

7 向精神薬との併用×処方レシピ

Case 4　20代女性　銀行の窓口業務

> 　だいぶ気持ちも楽になって、先生が言ってくれたように、嫌なお客様が来ても珍獣と思うようにしました。でもこの前ちょっと強烈なお客様がいらっしゃって、その日から寝ていても途中で目がさめるようになりました。ほとんどはまた寝られるんですけど、たまにそこから起きたままの時もあって。ちょっと疲れますね…

その他の所見

夜間は口渇あり、便秘なし、体力はない方、暑がりでも寒がりでもない、月経は規則的であり、月経痛は軽度。

高齢者のクレーマーが多くうつ病となって休職したが、サートラリン100mgで寛解し復職。細身だが食欲が落ちているわけではない。"珍獣と思う"というのは、嫌な相手を別の生き物と考え、むしろ積極的に観察対象にしてみようという方法。しかし「強烈なお客様」というキングオブクレーマーのような人に当たってしまい、そこから中途覚醒が見られるようになった。

処方までのアプローチ

体格と体力	細身。体力はない。
エネルギー不足	軽い疲労がある。
エネルギー停滞	「強烈なお客様」の存在。
うるおい不足	中途覚醒あり。軽度の月経痛。
うるおい停滞	軽度の月経痛。症状の悪化？
寒と熱	特になし。
レスポンダー所見	疲れのある中途覚醒、口渇あり。

ファーストレシピ	サートラリン　100mg／day ➕
first recipe	酸棗仁湯　4包／day

　疲労感や口渇があるため、酸棗仁湯をプラスしてみます（注11）。夕食後に2包、就寝前に2包という服用で。「飲んでその日からぐっすり寝られるわけではありませんが、1週間以内に少し効果が出てくるかと思います」とお伝え。眠れるようになったら酸棗仁湯の量を落としていきます。

セカンドレシピ	サートラリン　100mg／day ➕ 抑肝散
Second recipe	2包／day ➕ 当帰芍薬散　2包／day

　クレーマーへの対処で緊張感が高まり十分に寝られないと考えると、抑肝散も良いでしょう。当帰芍薬散を併用するのは抑肝散に芍薬を足して効果アップを狙いたい気持ちと、軽度の月経痛への配慮からです。酸棗仁湯と同様、まずは抑肝散のみ4包／dayとしてみても良いかと思います。

注11）日本漢方では虚証の患者さんですね。

3 漢方処方レシピ集　7 向精神薬との併用

7 向精神薬との併用×処方レシピ

Case 5　30代男性　フリーター

　フラッシュバックも動悸も良くなったんですけど、今度はインターネットで交通事故の動画を観ちゃって、それから怖くなって夢に出てきますね。何だか汗もじんわり出てきてしまって。緊張はしてないと思うんですけど。あと、夢を見た後はちょっと疲れた感じです。でも食欲は普通です。悪夢と汗だけですね…

その他の所見

口渇なし、便秘なし、体力は普通、暑がりでも寒がりでもない。
中肉中背の男性。バイク運転中に事故に遭い、PTSDを発症。エスシタロプラム20mgで寛解したが、交通事故の動画を観てしまってから悪夢が頻繁となった。

処方までのアプローチ

体格と体力	中肉中背。体力は普通。
エネルギー不足	夢を見た後は軽い疲労がある。汗をかく。
エネルギー停滞	事故の記憶がストレス？
うるおい不足	悪夢。
うるおい停滞	症状の悪化？
寒と熱	特になし。
レスポンダー所見	交通事故への恐怖、悪夢。

ファーストレシピ first recipe	エスシタロプラム　20mg／day ➕ 桂枝加竜骨牡蛎湯　2包／day

「なんでそんな動画を観たんや…」と言ってしまいたくなりますが、観てしまったものはしょうがない（注12）。汗をかきやすいというのはエネルギー不足と考えます。汗と一緒にエネルギーが漏れ出るというイメージですね。そして、恐怖や悪夢は、竜骨や牡蛎の目安になります。よって、最初に桂枝加竜骨牡蛎湯をチョイス。寝る前に2包を飲んでもらいましょう。4包／dayまで増量して反応があるかどうか。

セカンドレシピ Second recipe	エスシタロプラム　20mg／day ➕ 桂枝加竜骨牡蛎湯　2包／day ➕ 六味丸　2包／day

反応がいまいちなら、六味丸で増強を図ります。もしそれで芳しくなければ、柴胡剤でエネルギーの停滞を攻めてみるか、うるおいの停滞を攻める方剤を使用してみるか、となるでしょう。例えば、柴胡桂枝乾姜湯2包／day+六味丸2包／dayなど。

注 12) 日本漢方では中間証か、疲労や汗を考慮してやや虚証寄りとするか。

方剤とレスポンダー早見表

抑うつ （漢方治療まとめ ▶ P.70）

方剤名	レスポンダー	本文ページ	方剤のまとめ
六君子湯	普段から胃が弱くてあまりたくさん食べられない人	61	61
補中益気湯	疲れて身体が重く感じる人	62	62
十全大補湯	元気がなく、寒が関わっていそうで、うるおいのない人	63	63
香蘇散	何となく恐縮している人。"プチうつ"の人	64	64
半夏厚朴湯	身体の一部につまるような症状のある人。用意周到な人	65	65
苓桂朮甘湯	立ちくらみや動悸があり、朝が弱くて夜の方が身体は軽いという人	66	66
四逆散	真面目で緊張の強い人。緊張で手が冷える人	67	67
加味逍遙散	便秘気味で虚勢を張っており、のぼせやイライラのある人。女性なら月経関連の症状あり	68	68
大柴胡湯	便秘がちで寒の関わりがないのが前提。抑うつとイライラが入り混じる人、心窩部〜季肋部の張りがある人	69	69

不安 （漢方治療まとめ ▶ P.93）

方剤名	レスポンダー	本文ページ	方剤のまとめ
加味帰脾湯	思い悩み疲れる人。昼間の眠気と裏腹に夜は眠れない人	86	86
柴胡加竜骨牡蛎湯	緊張が強くて具体的な恐怖感の強い人（「○○が怖い」という人）	87	87
柴胡桂枝乾姜湯	柴胡加竜骨牡蛎湯を使いたい時でエネルギー不足やうるおい不足が見られ、やや冷えのある人	88	88
桂枝加竜骨牡蛎湯	柴胡桂枝乾姜湯よりもエネルギー不足が気になる人。緊張で汗をかくような人	89	89
甘麦大棗湯	大事な人と別れて慟哭する人。涙が勝手に出てきて止まらない人	90	90
六味丸	代謝が盛んでうるおい不足となっている人	91	91
当帰芍薬散	冷えがあり浮腫のある人。柴胡剤の効果アップや副作用防止を期待したい人	92	92

不眠 （漢方治療まとめ ▶ P.113）

方剤名	レスポンダー	本文ページ	方剤のまとめ
補中益気湯	疲れて入眠しづらく眠りも浅い人	108	62
芍薬甘草湯	足が疲れて眠れない人	108	108
黄連解毒湯	カーッとして眠れない人	109	109
抑肝散 （または抑肝散加陳皮半夏）	気が昂ぶってなかなか寝付けない人	110	110
酸棗仁湯	身体が疲れているのに頻繁に目が覚める、 ほてりや口渇があり十分に寝られない	111	111
人参養栄湯	枯れた高齢者の浅眠多夢	112	112

認知症 BPSD：興奮・焦燥 （漢方治療まとめ ▶ P.135）

方剤名	レスポンダー	本文ページ	方剤のまとめ
抑肝散 （または抑肝散加陳皮半夏）	もともと顔色が悪く、怒る時も赤くならない人	129	110
釣藤散	動脈硬化が進み、血圧が高めの人	130	130
加味逍遙散	他責的な印象が強く、怒る時に顔を赤くする人	131	68
黄連解毒湯	顔を真赤にして瞬間的に怒る人、 抑肝散や加味逍遙散でも怒りが収まらない人	132	109
柴胡加竜骨牡蛎湯	黄連解毒湯がきつすぎる人、 興奮・焦燥と不安の両者があるような人	133	87
桃核承気湯	便秘がちでイライラも強い人、 脳血管障害のある人	134	134

認知症 BPSD：アパシー （漢方治療まとめ ▶ P.153）

方剤名	レスポンダー	本文ページ	方剤のまとめ
補中益気湯	身体が重く感じて疲れやすい人	150	62
十全大補湯	“枯れた”高齢者	150	63
人参養栄湯	“枯れた”高齢者で認知機能や呼吸機能が 低下している人	150	112
釣藤散	動脈硬化が進み、血圧が高めの人	151	130
桃核承気湯	虚血性変化が強く便秘もある人	151	134
桂枝茯苓丸	虚血性変化が強く便秘のない人	152	152

向精神薬の減量サポート （漢方治療まとめ ▶ P.174）

方剤名	レスポンダー	本文ページ	方剤のまとめ
人参養栄湯	感覚過敏で疲弊している人	170	112
大柴胡湯＋抑肝散	感覚過敏でイライラや緊張が強い人	170	69、110
四物湯＋苓桂朮甘湯	頸から上の離脱／中断症状が強い人	171	66、171
四物湯＋五苓散	頭痛やぐるぐる回るめまいが強く、 嘔気嘔吐を伴う人	172	171、172
四物湯＋ 半夏白朮天麻湯	ストレスから頭痛やふらふら感が強く、 食欲低下もある人	173	171、173

索引（方剤）

方剤

あ

黄連解毒湯（おうれんげどくとう）
39,41,42,54,56,85,106,109,
123,127,128,132,137,141,188,191

か

葛根湯（かっこんとう）　42
加味帰脾湯（かみきひとう）
41,42,55,56,84,86,97,
117,143,177,183,188,190,191
加味逍遙散（かみしょうようさん）
41,42,56,60,68,79,127,
131,141,145,188,189,190,195
甘麦大棗湯（かんばくたいそうとう）
41,84,90,99,103,188,191
帰脾湯（きひとう）　55
桂枝加芍薬湯（けいしかしゃくやくとう）
41,169,189
桂枝加朮附湯（けいしかじゅつぶとう）　175
桂枝加竜骨牡蛎湯（けいしかりゅうこつぼれいとう）
41,84,89,103,121,183,188,191,201
桂枝加苓朮附湯（けいしかりょうじゅつぶとう）175
桂枝茯苓丸（けいしぶくりょうがん）
41,56,148,152,157,169,175,193
香蘇散（こうそさん）
41,60,64,73,75,97,128,159,188,190
五積散（ごしゃくさん）　169
牛車腎気丸（ごしゃじんきがん）　169
五苓散（ごれいさん）　41,149,168,
172,175,185

さ

柴胡加竜骨牡蛎湯（さいこかりゅうこつぼれいとう）
39,41,54,56,84,87,95,101,
115,127,133,143,149,188,190,191
柴胡桂枝乾姜湯（さいこけいしかんきょうとう）
39,41,84,88,99,119,139,188,190,191
柴朴湯（さいぼくとう）　39,41

酸棗仁湯（さんそうにんとう）
41,85,106,111,117,123,
143,177,188,190,191,199
四逆散（しぎゃくさん）
41,56,60,67,73,75,77,79,
101,117,128,159,188,189,190,197
四物湯（しもつとう）
41,149,168,171,172,173,179,185
芍薬甘草湯（しゃくやくかんぞうとう）
41,106,108,188,189,190,191
十全大補湯（じゅうぜんたいほとう）
41,60,63,77,148,150,169,175,188,190,195
小建中湯（しょうけんちゅうとう）　189
小柴胡湯（しょうさいことう）　39
小青竜湯（しょうせいりゅうとう）　43
真武湯（しんぶとう）　149
疎経活血湯（そけいかっけつとう）　169,175

た

大建中湯（だいけんちゅうとう）　39,41,189
大柴胡湯（だいさいことう）
39,41,54,56,60,69,128,
149,168,170,181,188,190
釣藤散（ちょうとうさん）
41,127,130,139,148,149,151,
161,163,188,190,191,193
桃核承気湯（とうかくじょうきとう）
41,54,56,127,134,139,148,
151,155,169,175,188,191
当帰四逆加呉茱萸生姜湯
（とうきしぎゃくかごしゅゆしょうきょうとう）　169,175
当帰芍薬散（とうきしゃくやくさん）
39,41,84,92,119,188,189,190,199

な

人参湯（にんじんとう）　41

索引（方剤・生薬）

人参養栄湯（にんじんようえいとう）
41,54,55,106,112,121,148,149,
150,157,159,161,168,170,181,188,190,191

は

八味地黄丸（はちみじおうがん） 169
半夏厚朴湯（はんげこうぼくとう）
39,41,60,65,73,128,188,190,197
半夏白朮天麻湯（はんげびゃくじゅつてんまとう）
41,54,56,149,168,173,179,185
茯苓飲（ぶくりょういん） 128
茯苓飲合半夏厚朴湯
（ぶくりょういんごうはんげこうぼくとう） 128
防已黄耆湯（ぼういおうぎとう） 175
防風通聖散（ぼうふうつうしょうさん） 40
補中益気湯（ほちゅうえっきとう）
41,60,62,81,106,108,148,
150,155,163,188,190,191

ま

麻黄附子細辛湯（まおうぶしさいしんとう） 42

や

抑肝散（よくかんさん）
41,85,106,110,115,117,119,
127,129,137,143,145,149,168,
169,170,181,188,190,191,199
抑肝散加陳皮半夏（よくかんさんかちんぴはんげ）
41,106,110,127,129,188,191

ら

六君子湯（りっくんしとう）
41,60,61,75,128,188,189,190
苓姜朮甘湯（りょうきょうじゅつかんとう） 169
苓桂朮甘湯（りょうけいじゅつかんとう）
41,60,66,81,99,149,
168,171,179,188,190,191
六味丸（ろくみがん）
41,56,84,91,95,149,181,201

生薬

あ

黄耆（おうぎ） 60,84,106,148,168
黄芩（おうごん） 39,40,44,60,
84,106,127,168
黄柏（おうばく） 54,55,106,127,168
黄連（おうれん） 54,55,106,127
遠志（おんじ） 55,84,106,148,168

か

栝楼根（かろこん） 84
乾姜（かんきょう） 40,84,168
甘草（かんぞう） 40,41,60,84,
106,127,148,168
菊花（きくか） 127,148
枳実（きじつ） 55,60,168
桂皮（けいひ） 44,60,84,106,127,148,168
紅花（こうか） 55
香附子（こうぶし） 60
厚朴（こうぼく） 60
牛膝（ごしつ） 55
呉茱萸（ごしゅゆ） 55
五味子（ごみし） 54,106,148,168

さ

柴胡（さいこ） 60,84,106,127,148,
168,189,190,191
山梔子（さんしし） 42,60,84,106,127
山茱萸（さんしゅゆ） 84
酸棗仁（さんそうにん） 84,106
山薬（さんやく） 84
地黄（じおう） 44,60,84,106,148,168
紫蘇葉（しそよう） 60
芍薬（しゃくやく） 44,60,84,106,127,148,168
朮（じゅつ） 60,84,106,127,148,168
生姜（しょうきょう） 40,60,84,106,
127,148,168
小麦（しょうばく） 84

索引（生薬）

升麻（しょうま） 60,106,148
石膏（せっこう） 127,148
川芎（せんきゅう） 60,84,106,127,148,168
蒼朮（そうじゅつ） 60,84,106,127,148,168
蘇木（そぼく） 54,55

た

大黄（だいおう） 44,54,55,56,60,
84,127,148,168
大棗（たいそう） 60,84,106,127,148,168
沢瀉（たくしゃ） 84,168
知母（ちも） 106
釣藤鈎（ちょうとうこう） 106,127,148,168,191
猪苓（ちょれい） 168
陳皮（ちんぴ） 60,106,127,148,168
天麻（てんま） 168
当帰（とうき） 44,60,84,106,127,148,168
桃仁（とうにん） 55,127,148

な

人参（にんじん） 44,60,84,106,127,148,168

は

麦芽（ばくが） 168
麦門冬（ばくもんとう） 127,148
薄荷（はっか） 60,127
半夏（はんげ） 60,84,106,127,148,168
白朮（びゃくじゅつ） 60,84,106,127,148,168
茯苓（ぶくりょう） 60,84,106,127,148,168
附子（ぶし） 43,55,56
防已（ぼうい） 54
芒硝（ぼうしょう） 55,127,148
防風（ぼうふう） 127,148
牡丹皮（ぼたんぴ） 55,60,84,127,148
牡蛎（ぼれい） 84,127,149,191

ま

麻黄（まおう） 40,42,55,56,169
木香（もっこう） 84

や

益母草（やくもそう） 55
薏苡仁（よくいにん） 55

ら

竜眼肉（りゅうがんにく） 84
竜骨（りゅうこつ） 84,127,149,191

【著者略歴】

宮内 倫也 (みやうち ともや)
精神科医

2009年　　　　新潟大学医学部医学科卒業。名古屋大学医学部附属病院で
　　　　　　　前期研修の後、名古屋大学医学部附属病院精神科
2013〜2017年　名古屋大学大学院医学系研究科 (残念ながら満期退学)

現在は、民間の精神科病院に勤務

[著書]
『こうすればうまくいく！ 臨床研修はじめの一歩』(中外医学社)、
『プライマリケアのためのこころの診かた』(日本医事新報社) など

[利益相反開示]
・ 株式会社ツムラ　167,055 円　　講演料として (2018 年確定申告より)

プライマリ・ケア医も 精神科医も
精神症状に使える！漢方処方レシピ集

2019年5月1日　第1版 第1刷 ©

著　者　宮内倫也　MIYAUCHI,Tomoya
発行者　宇山閑文
発行所　株式会社金芳堂
　　　　〒606-8425京都市左京区鹿ケ谷西寺ノ前町34番地
　　　　振替　01030-1-15605
　　　　電話　075-751-1111（代）
　　　　http://www.kinpodo-pub.co.jp/
組　版　HON DESIGN
印　刷　株式会社サンエムカラー
製　本　有限会社清水製本所

落丁・乱丁本は直接小社へお送りください．お取替え致します．

Printed in Japan
ISBN978-4-7653-1778-8

JCOPY ＜(社)出版者著作権管理機構 委託出版物＞
本書の無断複写は著作権法上での例外を除き禁じられています．複写される場合は，そのつど事前に，(社)出版者著作権管理機構（電話 03-5244-5088, FAX 03-5244-5089, e-mail: info@jcopy.or.jp）の許諾を得てください．

●本書のコピー，スキャン，デジタル化等の無断複製は著作権法上での例外を除き禁じられています．本書を代行業者等の第三者に依頼してスキャンやデジタル化することは，たとえ個人や家庭内の利用でも著作権法違反です．